富野 康日己

医療法人社団 松和会理事長 / 順天堂大学 名誉教授

慢性腎臓病CKDをマネージする

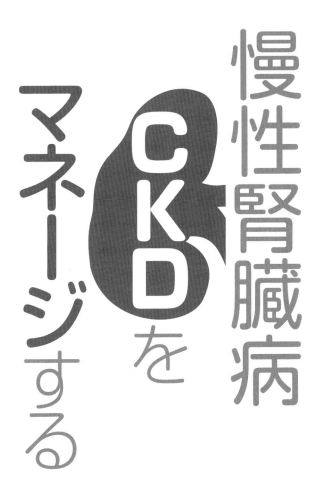

フジメディカル出版

　わが国に高頻度に認められる慢性腎臓病（CKD）という疾患概念についての理解は、年々深められています。日本腎臓学会では他学会と連携し各疾患の重症化予防対策に力を入れています。また、「かかりつけ医と腎臓専門医」との病診連携も積極的に行われ、二人主治医制も勧められています。そうした努力にもかかわらず、CKDは、進展・増悪し末期腎不全に進展することと、心血管疾患（CVD：脳卒中、心筋梗塞、狭心症など）を併発するという2つの大きな問題をもっています。CKDから末期腎不全に進行するよりもCVDを発症することのほうが多いとも言われています。また、日本透析医学会から毎年報告されている「わが国の慢性透析療法の現況」をみると、CKDのこれらの問題点が十分に解決されているとは言い切れないのが現状です。

　2009年、CKDの進展予防をキーワードに診療に必要な知識を簡潔に解説し、臨床の場で使いやすいポケットマニュアルを順天堂大学腎臓内科の仲間たちと上梓させていただきました。CKDの基本事項の理解から検査値の異常の見方、食事・運動・薬物療法、さらに慢性腎不全（ステージ5D）の管理を箇条書きと図表をもとに腎臓専門医の立場から簡潔に記載しました。この10年、腎臓専門医のみならず多くの「かかりつけ医」や医療スタッフ、MR（医療情報担当者）の方々にお読みいただいてきたと聞き、大変嬉しく思っています。しかし、近年多くの疾患の診療ガイドやガイドラインが刊行・改訂され、また病態に応じた新薬も次々に上市され治療に大きく貢献しています。

　今回，同書の特長を生かしつつ，これまでの内容に新しい情報を加え「慢性腎臓病（CKD）をマネージする」を姉妹本としてまとめてみました。本書では，重要なポイントは各章にまたがって記載しているので，関連項目も参照しながらお読みいただくと，より理解を深めていただける構成となっています。明日からの皆様のCKDの診断と治療に活かしていただければと願っています。しかし，過不足も多々あろうかと思いますので，皆様の忌憚のないご意見をいただければ望外の喜びです。

　最後に，本書の刊行にご尽力いただきましたフジメディカル出版の皆様に厚く御礼申し上げます。

2020年6月　東京都庁を眺めつつ
富野康日己

執筆協力者

本書の姉妹本「CKD 進展予防ハンドブック」の執筆にご協力いただいた
順天堂大学医学部腎臓内科の仲間たちに感謝する。
(敬称略, 発行当時の職位記載, 順不同)

堀越　　哲 (順天堂大学医学部腎臓内科先任准教授)

濱田千江子 (順天堂大学医学部腎臓内科准教綬)

大澤　　勲 (順天堂大学医学部腎臓内科准教授)

鈴木　祐介 (順天堂大学医学部腎臓内科准教授)

来栖　　厚 (順天堂大学医学部腎臓内科准教授)

柘植　俊直 (順天堂大学医学部腎臓内科准教授)

清水　芳男 (順天堂大学医学部腎臓内科准教授)

金子　佳代 (順天堂大学医学部腎臓内科)

金丸　　裕 (順天堂大学医学部腎臓内科)

小林　則善 (順天堂大学医学部腎臓内科)

井尾　浩章 (順天堂大学医学部腎臓内科)

武田　之彦 (順天堂大学医学部腎臓内科)

淺沼　克彦 (順天堂大学医学部腎臓内科)

田中　裕一 (順天堂大学医学部腎臓内科)

谷本　光生 (順天堂大学医学部腎臓内科)

中田純一郎 (順天堂大学医学部腎臓内科)

萩原　晋二 (順天堂大学医学部腎臓内科)

眞野　　訓 (順天堂大学医学部腎臓内科)

佐藤　信之 (順天堂大学医学部腎臓内科)

福田　裕光 (順天堂大学医学部腎臓内科)

佐藤　倫子 (順天堂大学医学部腎臓内科)

麦谷　　望 (順天堂大学医学部腎臓内科)

長濱　莉莉 (順天堂大学医学部腎臓内科)

古川　雅子 (順天堂大学医学部腎臓内科)

山口　早織 (順天堂大学医学部腎臓内科)

松本　真弓 (順天堂大学医学部腎臓内科)

下山　正博 (順天堂大学医学部腎臓内科)

神田　怜生 (順天堂大学医学部腎臓内科)

柳川　宏之 (順天堂大学医学部腎臓内科)

中野　貴則 (順天堂大学医学部腎臓内科)

目 次

5

第3章　慢性腎臓病（CKD）の病態と治療方針

第4章　食事療法と運動療法

第5章　薬物療法（血圧・血糖・脂質のコントロール）

第6章　CKDステージ5Dの管理

第1章
慢性腎臓病（Chronic kidney disease: CKD）
の基本事項

◇CKDの概念

CKDの定義は，**表1-1**に示される通りである。糸球体濾過量（Glomerular filtration rate: GFR）か，推算(e)GFR*で表される腎機能の低下が3ヵ月以上続いているか，もしくは腎障害を示唆する所見（尿，画像，血液，病理）が3ヵ月以上持続するすべての疾患・病態を包含している。つまり，一つの腎疾患を言うのではない。尿異常としては，微量アルブミン尿を含む蛋白尿の持続，画像診断では片腎や多発性嚢胞腎，腎結石などの存在，血液検査では腎機能異常を示す血清クレアチニン・尿素窒素などの値，病理では糸球体腎炎や糖尿病性腎症，腎硬化症などを示す所見が挙げられる。

＊eGFR：estimated GFR；推算GFR（年齢，性，血清クレアチニン・シスタチンC値から求められる）

●**表1-1**　CKD診断基準（以下のいずれかが3ヵ月を超えて存在）

腎障害の指標	アルブミン尿（AER≧30mg/24時間；ACR≧30mg/gCr） 尿沈渣の異常 尿細管障害による電解質異常やそのほかの異常 病理組織検査による異常，画像検索による形態異常 腎移植
GFR低下	GFR＜60mL/分/1.73m^2

AER：尿中アルブミン排泄率，ACR：アルブミン/Cr比

（KDIGO CKD guideline 2012）

（エビデンスに基づくCKD診療ガイドライン2018より）

◇CKDの病期分類

CKDは，蛋白尿（微量アルブミン尿）または，eGFRで診断できる。つまり，日常臨床では，蛋白尿とeGFR 60mL/分/1.73m^{2}未満で診断される。CKDは，eGFRの値によって各病期（ステージ）に分けられる（**表1-2**）。血尿の程度は，CKDの診断には用いられないが，尿沈渣中の変形赤血球や細胞性円柱（赤血球，白血球，顆粒）の存在は，高度な糸球体病変

●表1-2　CKDの重症度分類

原疾患	蛋白尿区分		A1	A2	A3
糖尿病	蛋アルブミン定量 （mg/日）		正常	微量アルブミン尿	顕性アルブミン尿
	蛋アルブミン/Cr比 （mg/gCr）		30未満	30〜299	300以上
高血圧 腎炎 多発性嚢胞腎 移植腎 不明 その他	尿蛋白定量 （g/日）		正常	軽度蛋白尿	高度蛋白尿
	尿蛋白/Cr比 （g/gCr）		0.15未満	0.15〜0.49	0.50以上
GFR区分 （mL/分/ 1.73m^2）	G1	正常または 高値	≧90		
	G2	正常または 軽度低下	60〜89		
	G3a	軽度〜 中等度低下	45〜59		
	G3b	中等度〜 高度低下	30〜44		
	G4	高度低下	15〜29		
	G5	末期腎不全 （ESKD）	<15		

重症度は原疾患・GFR区分・蛋白尿区分を合わせたステージにより評価する。CKD の重症度は死亡，末期腎不全，心血管死亡発症のリスクを緑□□のステージを基準に，黄□□，オレンジ■■，赤■■の順にステージが上昇するほどリスクは上昇する。　（KDIGO CKD guideline 2012 を日本人用に改変）
（CKD 診療ガイド 2012 より）

を示唆している。

　CKDの各病期は，eGFRの15および30の倍数で区切られている。ステージ3は，GFRの値よりG3aとG3bの2つに分けられている。透析患者さん（血液透析，腹膜透析）の場合にはdialysisのDを，移植患者さんの場合にはtransplantationのTをつける（例えば，ステージ3Tや5D）。

◘CKDの原因

　CKDは，単一の疾患を示すのではなく，表1-1の範疇に入る疾患・病態がCKDの原因となりうる。したがって，CKDと診断された後は，種々の検査により確定診断がなされ治療が開始される。CKDは，末期腎不全（End stage kidney disease:

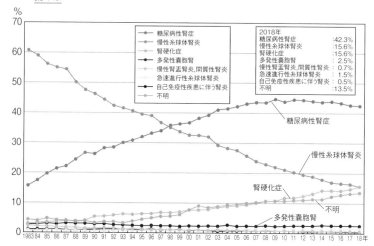

■図1-1　透析導入患者　原疾患割合の推移, 1983-2018
（わが国の慢性透析療法の現況（2018年12月31日現在）より引用改変）

ESKD）および心血管疾患（Cardiovascular disease: CVD）発症の重要な危険因子である。

　CKD診療ガイドにあるハイリスク群は，CKDのリスクファクターを有する状態でeGFR 90mL/分/1.73m^{2}以上とされている。CKD発症のリスクファクターとして，高年齢，CKDの家族歴，過去の健診における尿異常や腎機能異常および腎形態異常，脂質異常症（高脂血症），高尿酸血症，非ステロイド性抗炎症薬（NSAIDs）などの常用薬，急性腎障害（急性腎不全）の既往，高血圧，耐糖機能異常や糖尿病，メタボリックシンドローム（肥満），膠原病，感染症，尿路結石などが挙げられている（CKD診療ガイド 2012）。

　わが国では，透析導入の原疾患の第1位は糖尿病性腎症，第2位は慢性糸球体腎炎，第3位は腎硬化症（高血圧性腎障害あるいは,動脈硬化性腎硬化症),第4位は多発性嚢胞腎である（**図1-1**)。**表1-3**にわが国の透析導入原疾患別の患者さん数をあげた。

　CKDの一因に高齢化とメタボリックシンドロームを背景と

●表1-3　わが国の透析導入原疾患別の患者数

原疾患	患者数	%	順位
糖尿病性腎症	16,122	42.3	1
慢性糸球体腎炎	5,963	15.6	2
腎硬化症	5,951	15.6	3
原疾患不明	5,136	13.5	4
その他	1,149	3.0	5
多発性囊胞腎	972	2.5	6
急速進行性糸球体腎炎	587	1.5	7
悪性高血圧	315	0.8	8
急性腎障害	300	0.8	9
移植後再導入	198	0.5	10
自己免疫性疾患に伴う腎炎	186	0.5	11
腎・尿路腫瘍	186	0.5	11
外因性腎障害	149	0.4	13
慢性腎盂腎炎	140	0.4	14
その他の分類不能の腎炎	124	0.3	15
間質性腎炎	120	0.3	16
閉塞性尿路障害・排尿障害	106	0.3	17
遺伝性疾患	77	0.2	18
パラプロテイン血症（骨髄腫等）	71	0.2	19
アミロイドーシスによる腎障害	67	0.2	20
痛風腎	67	0.2	20
腎・尿路結石	65	0.2	22
先天性腎尿路異常	38	0.1	23
妊娠高血圧症候群	29	0.1	24
ウイルス感染症に伴う腎疾患	23	0.1	25
腎・尿路結核	6	0.0	26
合計	38,147	100	

（わが国の慢性透析療法の現況（2018年12月31日現在）より引用改変）

する動脈硬化症の増加が挙げられている。動脈硬化が，脳・心血管障害およびCKDの大きな原因となっていることは言うまでもない。メタボリックシンドロームとは，「過食と運動不足により内臓に脂肪が蓄積した結果（内臓肥満），高血圧や糖尿病，脂質代謝異常が起こる」とする概念である。CKD診療ガイドには，メタボリックシンドローム患者さんでのCKD累積発症率や相対危険度が高まることが述べられている（図1-2）。

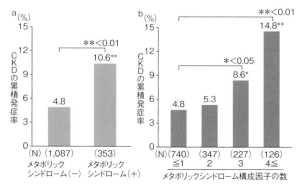

■図1-2　メタボリックシンドロームのCKD発症に及ぼす影響
a：メタボリックシンドロームの有無によるCKD累積発症率
b：メタボリックシンドロームの構成因子数とCKD累積発症率
久山町1,440人，1988〜1993年，累積発症率：年齢，性を調整
(Ninomiya T, et al. Am J Kidney Dis 2006; 48: 383-391. より引用，改変)
(CKD診療ガイド2012より)

◆CKD治療の目的と方法

　CKD治療の第1の目的は，原疾患を完治・緩解させること，第2は末期腎不全（ESKD）への進行を阻止・抑制すること（透析療法の導入を少しでも遅らせること）である。CKD治療の第3の目的は，CKDを治療することにより，心血管疾患（CVD）の発症を抑えることである。そのためには，CVDについての定期的な検査（例えば，胸部X線，心臓超音波，血圧，脂質系の血液検査，血管内皮細胞障害の指標でもある血清シスタチンC・微量アルブミン尿など）を行う必要がある。

　CKD治療は，原疾患と病期（ステージ）に沿って行うべきである。腎機能の程度（低下）に伴って用いる薬剤の種類や投与量に配慮する必要がある。また，高度の腎機能低下症例では，投与を禁ずる薬剤も存在する。ESKDとCVDの発症を抑制するには，集学的治療が必要である。**図1-3**にあるように，

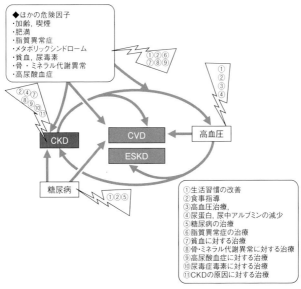

■図1-3 CKDの2つのエンドポイント（ESKDとCVD）をめぐる病態の連鎖と治療的介入

（CKD診療ガイド2012より）

①生活習慣の改善，②食事指導，③高血圧治療，④尿蛋白・尿中アルブミンの減少，⑤糖尿病の治療，⑥脂質異常症の治療，⑦貧血に対する治療，⑧骨・ミネラル代謝異常に対する治療，⑨高尿酸血症に対する治療，⑩尿毒症毒素（ウレミックトキシン）に対する治療，⑪CKDの原因に対する治療があげられている。

◪ CKDと高血圧（Hypertension）
～血圧コントロールの重要性とマネージメント(管理)～
①基本事項

高血圧とCKDは悪循環の関係にある。高血圧はCKDの原因

となり，既存のCKDを悪化させる。逆に，CKDは高血圧の原因となり，既存の高血圧を悪化させる。CKDにおける降圧の意義は，CKDの進行を抑制し，末期腎不全への進展を防止・遅延させることにある。CKDは，心血管疾患（CVD）の危険因子でもあることから，CKDの進行抑制はCVDの発症・進展をも抑制する。

　高血圧自体もCVDの危険因子であり，適切な降圧療法はCVDの発症・進展抑制にも寄与し心腎連関の悪循環を断ち切ることができる。降圧と同時に蛋白尿を減少させることは，腎保護のみならずCVDの発症抑制につながる。すなわち，CKDにおける降圧の意義はCKD進展の抑制とCVD発症の予防にある。

②血圧のマネージメント（管理）

　CKD進行に関与するリスクを総合的に管理する。生活習慣の改善のうち，降圧では特に減塩が重要である。高血圧基準値は診察室血圧と家庭血圧で異なる。診察室血圧140/90mmHg以上，家庭血圧は135/85mmHg以上を高血圧とする（高血圧治療ガイドライン2019）。降圧薬は原則としてレニン-アンジオテンシン（RA）系阻害薬（RAS阻害薬）を優先する。血圧が低いほどGFRの低下速度は遅くなることが知られている。降圧目標は診察室血圧で，収縮期130mmHg未満かつ拡張期80mmHg未満である。

③CKDのマネージメント（管理）

1）生活習慣の改善

　高血圧，糖尿病，メタボリックシンドローム（肥満），脂質異常症（高脂血圧），喫煙，代謝性因子（代謝性アシドーシス，高リン血症，貧血），高たんぱく食の持続的摂取，高食塩食の持続的摂取，腎毒性の薬剤〔特に，非ステロイド性抗炎症薬（NSAIDs）〕，サプリメントなどはCKD発症・進展の危険因子である。食塩摂取量6g/日未満の食事療法は，血圧低下・蛋白尿減少・CVD発症抑制効果を認めるとともにRAS阻害薬の臓

器保護作用をも増幅させる。たんぱく摂取量0.6～0.8g/kg/日の食事療法は，蛋白尿減少・CKD進行抑制・尿毒症状軽減効果を示すとされている。禁煙には，発がんの抑制とともにCKD進行・CVD発症抑制効果，降圧効果が認められる。

2）薬物治療

● CKDは強力な心血管危険因子であり，積極的な降圧と同時にスタチンによる高コレステロール血症低下療法や抗血小板薬を含めた集学的治療を考慮する。

● RAS阻害薬〔アンジオテンシン変換酵素（ACE）阻害薬またはアンジオテンシンII受容体拮抗薬（ARB）〕：RAS阻害薬投与開始時には定期的な腎機能・電解質・尿検査を行うことが必須であり，血清クレアチニン(s-Cr) の上昇や高カリウム（K）血症に注意する。ACE阻害薬もしくはARBの単独で降圧目標に到達しない場合は，長時間作用型カルシウム（Ca）拮抗薬や少量の利尿薬，抗アルドステロン薬などの併用が推奨される。投与前と比較しs-Crの30％以上の上昇，血清K値5.5mEq/L以上，急激な降圧を認める際には専門医に相談し原因を検索する。腎動脈狭窄（特に，両側性），心不全，脱水（特に高齢者では，夏場や下痢，食思不振時），尿路異常（特に水腎症）などが存在する場合やNSAIDsの投与中では生じやすい。これらの可能性のある時には，RAS阻害薬を減量ないし中止し専門医に紹介する。すでに腎機能低下（特にs-Cr 2.0mg/dL以上）がある場合は，特に注意を要する。投与開始時に急速に腎機能が悪化したり，高K血症に陥る危険性があるので，通常低用量（s-Cr 2.0mg/dLでは半量程度）から慎重に開始する。RAS阻害薬は腎保護作用が認められるため，副作用がない限り使用を継続する。CKD患者さんを診療するうえで，尿蛋白定量と腎機能の推移を観察することはきわめて重要である。尿蛋白が増加すれば糸球体血圧の上昇が推定されるので，RAS阻害薬による積極的降圧が望ましい。RAS阻害薬による治療によってアルブミン尿が減少するほど，末期腎不全のみならず心血管疾患（CVD）の危険性も低下する。

● 降圧目標の達成には，多くの場合多剤併用が必要となる。Ca拮抗薬の投与を考慮する場合，輸出細動脈を拡張し蛋白尿抑制効果のあるCa拮抗薬（ベニジピン塩酸塩，シルニジピンなど）を第一選択とする。

● 体液量過剰時（食塩感受性高血圧）には利尿薬の投与が必要である。利尿薬は，腎機能正常時にはサイアザイド系利尿薬，腎機能低下時（GFR 30mL/分/1.73m^{2}未満，s-Cr 2.0mg/dL以上）にはループ利尿薬を用いる。ループ利尿薬単独で体液量のコントロールが困難な場合には，少量のサイアザイド系利尿薬を併用することがある。

● 微量アルブミン尿の測定は，保険診療上「糖尿病性腎症疑い」のみの認可なので，非糖尿病性腎疾患では尿蛋白を測定する。6ヵ月以内に見られる30％以上の蛋白尿減少や4ヵ月以内におけるGFR減少（30％までのs-Cr上昇，但しベースのクレアチニンは3mg/dL未満）は，いずれも糸球体血圧の低下を反映していると考えられる。但し，蛋白尿を伴わないCKDに対するRAS阻害薬の腎保護効果は確立していない。

● 高K血症には，アシドーシス，K過剰摂取（生野菜や新鮮な果物など），併用薬の副作用などの複合的な要素が原因となることがあるため，炭酸水素ナトリウム，ループ利尿薬，K摂取制限，陽イオン交換樹脂（ポリスチレンスルホン酸ナトリウム，ポリスチレンスルホン酸カルシウム）の投与，併用薬（抗アルドステロン薬：スピロノラクトン，エプレレノン）の中止を考慮する。

> ＊註）ミネラルコルチコイド受容体（MR）拮抗薬（エサキセレノン）が，2019年に高血圧症を適応症として発売された。

◘ CKDと糖尿病 (Diabetes mellitus)，DKD
〜血糖コントロールの重要性とマネージメント (管理) 〜
①基本事項

糖尿病はCKD対策の最重要課題であり，糖尿病患者さんで

は定期的に検尿（微量アルブミン尿，蛋白尿）とeGFRを測定し，糖尿病性腎症発症の早期発見に努めるべきである。早期での厳格な血糖管理により糖尿病性腎症の発症が抑制できる。たんぱく制限食は，CKDステージ3〜5の糖尿病性腎症の進行を抑制する可能性がある。糖尿病性腎症では，大血管障害の合併頻度が高いため，脂質代謝異常症（高脂血症）などの危険因子の管理も重要である。2型糖尿病では，チーム医療（医師，看護師，薬剤師，管理栄養士など）による厳格な血糖・血圧管理（ACE阻害薬，ARB）とスタチン，低用量アスピリン，運動・禁煙指導などによる多角的強化治療により，早期糖尿病性腎症の進行や心血管疾患の発症を抑制する。

　糖尿病性腎症の早期診断には，微量アルブミン尿検査が重要である。午前中の随時尿（外来時，早朝第2尿）を用いアルブミン尿を免疫測定法で測定し，同時に尿中クレアチニン値も測定しmg/gCrで表す。mg/gCrは，mg/日とほぼ相関するとされており，特に畜尿が難しい場合に用いられる。3回の尿測定で（3ヵ月に1回測定）2回以上が30〜299mg/gCrを示す場合は，微量アルブミン尿と診断される。また，300mg/gCr以上であれば顕性蛋白（アルブミン）尿と診断する。

● 1型糖尿病における腎症は，微量アルブミン尿の出現により発症し，年間10〜20％で尿中アルブミン量が増加し，通常10〜15年後にはCKDステージ3に移行する。発症早期にはGFRの顕著な増加（糸球体過剰濾過）を呈する（図1-4）。ステージ3〜5では，GFRが年間2〜20mL/分/1.73m^{2}ずつ低下し，半数以上の症例で10年以内にESKDに至る。

● 2型糖尿病では，糖尿病発症時期が不明瞭であることや1型糖尿病に比べて腎症発症前よりすでに高血圧を合併していることが多い。腎症を発症すれば，その臨床経過は1型糖尿病による腎症に類似するものと考えられる。

● 微量アルブミン尿あるいは蛋白尿陰性でGFRが低下している症例には，微量アルブミン尿や蛋白尿が経過とともに現れる典型的な症例とは腎障害の発症や進展機序が異なる可能

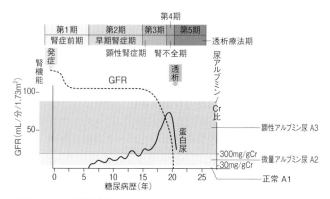

■図1-4　2型糖尿病性腎症の臨床経過

(槇野博史. 糖尿病性腎症－発症・進展機序と治療. 東京：診断と治療社. 1999：192. より引用, 改変)

(CKD診療ガイド2012より)

性が考えられる（例えば，アルブミン尿や蛋白尿はみられないか，少ないのに腎機能が低下するような場合である）。こうした症例には，加齢，肥満，脂質異常症，高尿酸血症，高血圧，喫煙，腎炎が潜んでいる可能性があり，近年，<u>糖尿病性腎臓病（Diabetic kidney disease: DKD）</u>と呼称されている。DKDでは糖尿病網膜症の合併頻度が高いため，初診時に必ず眼科で網膜症の評価を行い，その後も眼科での定期的な経過観察を行う。糖尿病患者さんに糖尿病網膜症が存在すれば，DKDである可能性が高い。

　透析導入後（CKDステージ5D）の糖尿病患者さんの生命予後は不良であり，日本透析医学会による全国集計では5年生存率は約50％と報告されていた。しかし，最近のDKDの生存率は向上している。

②血糖のマネージメント（管理）

　治療には，CKDの病期に応じた食事療法と運動療法が基本

となる。血糖管理目標は，HbA1c 7.0％未満である（早期腎症からの管理は勧められる。『エビデンスに基づくCKD診療ガイドライン2018』）。CKDステージ3〜5では，糖尿病の薬物療法中に低血糖を来しやすくなるため，一層の注意が必要である。スルホニル尿素（SU）薬，速効型インスリン分泌促進薬（グリニド系薬剤）は，腎排泄性薬剤であるため慎重投与が望ましく，ビグアナイド薬（メトホルミン塩酸塩）は中等度以上の腎障害や透析患者さん（腹膜透析を含む）では禁忌である。CKDステージ4〜5では，薬物療法による血糖コントロールにはインスリン投与が原則となるが，インスリンの半減期が長くなるため低血糖に十分な注意が必要である。最近は，DPP-4阻害薬（シタグリプチン，ビルダグリプチン，アログリプチン，リナグリプチン，アナグリプチン，サキサグリプチンなど）やSGLT2阻害薬（ダパグリフロジン，トホグリフロジン，カナグリフロジン，エンパグリフロジンなど）の大規模臨床試験の結果が相次いで報告され，臨床の場で頻用されている。

＊インクレチン関連薬：DPP-4（Dipeptidyl peptidase-4）阻害薬とGLP-1（Glucagon-like peptide-1）受容体作動薬が含まれる。
DPP-4阻害薬：GLP-1の分解にかかわるDPP-4の活性を阻害し，インスリンの分泌促進とグルカゴン分泌抑制に関与する。
GLP-1受容体作動薬：DPP-4による分解を受けにくい状態にするGLP-1受容体作動薬である。血糖依存性にインスリン分泌を増幅し，グルカゴン分泌を抑制する（リラグルチド，エキセナチド，リキシセナチド，デュラグルチド，セマグルチド）。

＊SGLT2阻害薬：腎でのブドウ糖再吸収を抑制する。血糖の改善に加えて腎機能の改善や体重減少なども期待されている。腎でのブドウ糖再吸収の90％は，近位尿細管のS1セグメントにあるナトリウムグルコース共輸送体2（SGLT2）でなされており，その部位の作用を阻害する薬剤（カナグリフロジン水和物，エンパグリフロジン，トホグリフロジン水和物など）がSGLT2阻害薬である。

---

③血圧のマネージメント（管理）

　血圧管理も血糖管理と同様に重要であり，降圧薬には糖尿病の発症抑制作用・蛋白尿改善作用・腎機能保持作用をもつ

ACE阻害薬やARBを第一選択薬とする。降圧と同時に蛋白尿0.5g/日未満を目標として管理することが望ましい。ACE阻害薬やARBは腎症の進行を抑制（アルブミン尿を改善）するため、CKDステージ1〜2では、正常高値血圧の患者さんでも低血圧に注意しつつ投与することが推奨される。血圧管理目標は診察室血圧130/80mmHg未満である。

◪ CKDと脂質異常症（高脂血症）(Dyslipidemia, Hyperlipidemia)
〜脂質コントロールの重要性とマネージメント（管理）〜

　従来、空腹時の血清中総コレステロール（TC）値が220mg/dL以上、血清トリグリセリド（中性脂肪：TG）値が150mg/dL以上を高脂血症としていた。しかし、血清中のTC量やTG量の異常だけではなく、その質の異常にも目を向けて脂質異常症と呼称されるようになった。脂質異常症も自覚症状は乏しく"静かなる殺し屋（Silent killer）"なので注意が必要である。

脂質異常症の診断：
- 低比重リポ蛋白コレステロール（LDL-C：動脈硬化を引き起こす悪玉コレステロール）140mg/dL以上、高比重リポ蛋白コレステロール（HDL-C：動脈硬化を防いでくれる善玉コレステロール）40mg/dL未満、トリグリセリド（中性脂肪：TG）値が150mg/dL以上を脂質異常症と診断している。

- LDL-C = TC − HDL-C − (TG ÷ 5)（Friedewaldの式）で表されるが、LDL-Cを直接測定することも可能である。ただし、TG値が400mg/dL以上の場合は、計算式では測定が無理なので直接測定法にてLDL-C値を測定する。

- LDL-C ÷ HDL-C=1.5未満にコントロールすることが、動脈硬化を防ぐことに繋がるとされている。non-HDL-C=TC − HDL-C（基準値：90〜149mg/dL）は、LDL-Cだけでなくすべての動脈硬化を引き起こすコレステロールを表している。

- 脂質異常症（高脂血症）は、原発性（一次性：原因が明ら

かでないもの）高脂血症と続発性（二次性：糖尿病，サイアザイド系利尿薬，β遮断薬，副腎皮質ステロイド，経口避妊薬，向精神薬などによるもの）に分けられる。

①CKDにおける脂質異常症の意義

CKDにおける脂質異常症の臨床的意義は，大きく以下の2つに分けられる。
・動脈硬化や心血管疾患(CVD)の要因としての脂質異常症
・CKDの進行因子としての脂質異常症

②CKD患者さんの動脈硬化

CKD患者さんの死因の約半数を占めるCVDの基礎となる動脈硬化の原因は，以下のA，B，Cに分類して考えられている。

A．古典的危険因子：高齢，男性，高血圧，低HDLコレステロール(HDL-C)血症，高LDLコレステロール(LDL-C)血症，糖尿病，喫煙，運動不足，閉経後，心血管疾患の家族歴，左室肥大など。

B．CKD関連因子：微量アルブミン尿，ホモシステイン，リポ蛋白とアポ蛋白アイソフォーム，リポ蛋白レムナント，睡眠障害など。

C．透析関連因子：カルシウム・リン代謝異常，細胞外液貯留，炎症（CRP高値），栄養失調，凝固促進因子，NO/エンドセリンバランスの変化など。

● CKD患者さんの動脈硬化の病理学的特徴は，中膜肥厚・石灰化（メンケベルグ型石灰化）と動脈壁石灰化であるが，生活習慣病による粥状硬化が増加している。CKD患者さんの血清脂質異常は，酸化ストレス，インスリン抵抗性，全身的炎症によるリポ蛋白リパーゼ（LPL）・肝性トリグリセリドリパーゼ（HTGL）活性抑制の結果，トリグリセリド（TG）高値，HDL-C低値，small dense LDL・レムナント・Lp(a)の増加が特徴である。

③ CKDにおける脂質異常症の治療の意義と目標

　CKDが心血管疾患（CVD）発症のリスク因子であることは，大規模臨床試験で証明された。腎障害を有する患者さんに心血管疾患の発症が多いばかりでなく，心血管疾患の患者さんに腎障害の多いことが証明されている。脂質異常症を治療することにより，CVDのリスクが減少し腎機能の低下も抑制することが期待されている。

　CKDにおける脂質管理においても，食事療法や運動療法などの生活習慣の改善が優先される。そのうえで改善がみられない場合には，薬物療法が検討される。食事療法における総エネルギー量とたんぱく摂取量は，原疾患やCKDのステージにより決めるが，栄養素配分としての脂質は総エネルギー量の20〜25％（鳥獣性脂肪ではなく，植物・魚肉性脂肪を多くする）とする。そして1日のコレステロール摂取量を300mg以下，食物繊維を1日25g以上，アルコールはエタノール量として20g以下とする（後述の表1-6参照，30頁）。

　薬物療法としては，スタチン（プラバスタチンナトリウム，シンバスタチン，フルバスタチンナトリウム，アトルバスタチンカルシウム水和物，ピタバスタチンカルシウム水和物，ロスバスタチンカルシウム）による治療が蛋白尿や微量アルブミン尿を軽減する効果があることから，蛋白尿を有するCKDでは積極的にスタチンによる治療を検討する。ただし，透析患者さんや重篤な腎障害・肝障害などではスタチンとフィブラート系薬剤を併用すると，横紋筋融解症や肝障害のリスクが増大するので原則禁忌である。

●　CKDでは，LDL-C 120mg/dL未満（可能であれば100mg/dL未満）を治療目標とする（『動脈硬化性疾患予防のための脂質異常症診療ガイド2018』）。

　冠動脈一次疾患第一次予防のための管理目標：LDL-C＜120mg/dL, non-HDL-C＜150mg/dL, TG＜150mg/dL, HDL-C≧40mg/dLである。

　冠動脈一次疾患第二次予防のための管理目標：LDL-C＜

●表1-4　わが国における脂質異常症治療薬と腎障害時の使用における注意点

種類	一般名	特徴	腎機能低下時の使用
HMG-CoA還元酵素阻害薬（スタチン）	プラバスタチン シンバスタチン フルバスタチン アトルバスタチン ピタバスタチン ロスバスタチン	・肝でのコレステロール合成を抑制する ・強力なTC, LDL-C低下作用をもつ ・肝障害, 横紋筋融解症の副作用に注意	・主に胆汁排泄性のため腎障害でも使用できる。しかし, 腎機能低下例で頻度は低いが横紋筋融解症の報告があるため, CKDステージG3以上では, 注意深い観察が必要である ・難治性ネフローゼ症候群などでときに併用されるシクロスポリンとの薬物相互作用に注意
フィブラート系	クリノフィブラート ベザフィブラート フェノフィブラート	・LPL活性増大 ・強力なTG低下作用 ・HDL-C増加作用 ・横紋筋解症の副作用 ・スタチンとの併用は原則禁忌	・ベザフィブラート, フェノフィブラートは腎不全, 透析患者では禁忌であり, CKDステージG4以上では使用できない ・クリノフィブラートは投与可能（慎重投与）
選択的PPARαモジュレーター	ペマフィブラート	・LDL-Cのみが高い高脂血症に対し第一選択薬とはしない	・血清クレアチニン2.5mg/dL以上は投与中止, 1.5～2.5mg/dL未満は低用量から開始するか投与間隔を延長
小腸コレステロールトランスポーター阻害薬	エゼチミブ	・小腸における胆汁性および食事性コレステロールの吸収を選択的に阻害 ・TC, LDL-Cを低下 ・スタチンとの併用でより強い効果 ・陰イオン交換樹脂に吸着されるため, 併用する場合は投与前2時間か投与後4時間以上間隔をあける ・シクロスポリンとの相互作用あり慎重投与	・特に問題なし
陰イオン交換樹脂（レジン）	コレスチラミン コレスチミド	・胆汁酸の腸肝循環を阻害 ・TC, LDL-Cの低下作用	・特に問題なし
プロブコール	プロブコール	・TC, LDL-Cを低下させるがHDL-Cも低下する ・抗酸化作用, 抗動脈硬化作用 ・心電図でQT延長に注意	・特に問題なし
ニコチン酸系	ニセリトロール ニコモール ニコチン酸トコフェロール	・TG低下作用 ・Lp(a)低下作用 ・顔面紅潮の副作用	・ニセリトロールは, 腎機能低下例で血小板減少症や貧血の報告があるため注意が必要である
そのほか	イコサペント酸エチル（EPA）	・TG低下作用 ・抗血小板作用による抗動脈硬化作用	・特に問題なし

TC：総コレステロール, LDL-C：LDLコレステロール, HDL-C：HDLコレステロール, TG：トリグリセリド, LPL：リポ蛋白リパーゼ, LP(a)：リポ蛋白(a)
（CKD診療ガイド2012を改変）

100mg/dL，non-HDL-C＜130mg/dL，TG＜150mg/dL，HDL-C
≧40mg/dL である。

● CKD ステージ3〜5（GFR 59mL/分/1.73m²以下）の治療
における注意点を示す（表1-4）。

☑ CKDとメタボリックシンドローム(肥満) (Metabolic syndrome, Obesity)
〜相互の関連と管理〜

　動脈硬化性疾患の危険因子として注目されているメタボリックシンドロームは，腎臓病の発症にも深く関わっていることが明らかにされている。肥満，特に内臓脂肪が蓄積する内臓肥満では，蛋白尿や腎機能低下を来しやすいため，メタボリックシンドロームを管理することにより，CKDの発症・進展を抑制することが重要である。

①メタボリックシンドロームの診断基準（表1-5）と病態

　脂肪細胞からのアディポサイトカイン分泌の異常によって生じるインスリン抵抗性をベースに，全身性の代謝障害が引

●表1-5　メタボリックシンドロームの診断基準

内臓脂肪（腹腔内脂肪）蓄積	
ウエスト周囲径	男性≧85cm
	女性≧90cm
（内臓脂肪面積　男女とも≧100cm²に相当）	
上記に加え以下のうち2項目以上	
高トリグリセリド血症	≧150mg/dL
かつ／または	
低HDLコレステロール血症	＜40mg/dL
収縮期血圧	≧130mmHg
かつ／または	
拡張期血圧	≧85mmHg
空腹時高血糖	≧110mg/dL

（日内誌94: 794-809, 2005より引用改変）

き起こされることがメタボリックシンドロームの病態である
と考えられている。

②CKDとメタボリックシンドロームの相互の関連

　メタボリックシンドロームの構成因子を多く有する人ほど
CKDの発症率が高いことが報告されている。肥満が，CKD発
症と末期腎不全（ESKD）への進展の独立した危険因子である
とともに，メタボリックシンドロームの構成要因である高血
圧や糖尿病，脂質異常症も腎障害を引き起こし，CKDのリス
クファクターとなる。メタボリックシンドロームにおけるイ
ンスリン抵抗性と高インスリン血症は腎機能障害を引き起こす。
また，腎機能が低下するとインスリン抵抗性も強くなり，悪
循環が生じる（図1-5）。

③メタボリックシンドロームが腎臓に与える影響

　メタボリックシンドロームによる腎障害の機序としては，

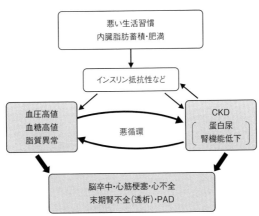

■図1-5　生活習慣と心腎連関の概念

PAD: peripheral artery disease 末梢動脈疾患

（CKD診療ガイド2012より）

肥満そのものによる肥満関連腎臓病とメタボリックシンドロームの構成因子によって生じる腎障害が考えられる。メタボリックシンドロームの腎臓への影響因子として、糖代謝異常や脂質代謝異常、レニン-アンジオテンシン（RA）系の亢進、交感神経緊張の亢進、アディポサイトカインの分泌異常、たんぱく質・食塩の過剰摂取があげられる。

　肥満は、単一ネフロンへの負荷の増大から糸球体過剰濾過を惹起し、蛋白尿の原因となる。また、高インスリン血症により尿細管でのナトリウム（Na）の再吸収を高め、RA系の亢進から糸球体輸入動脈の拡張を来し、糸球体内圧を上昇させる。つまり、高インスリン血症は直接的にまたは間接的に、Na貯留、糸球体高血圧、糸球体過剰濾過を引き起こすほか、糸球体硬化や間質の線維化を進展させると考えられている。

④メタボリックシンドローム合併CKD患者さんの管理
　メタボリックシンドローム合併CKD患者さんの治療の中心は、肥満の改善と合併症予防であり、過食、運動不足、過剰飲酒、喫煙、ストレスなどの生活習慣の改善が重要である。CKDステージ3以下では、積極的な肥満の解消のため食事療法と運動療法が勧められる。CKDステージ4以上では、腎機能の低下の抑制を治療の中心に据え、過度の運動や栄養障害に注意する。運動は、CKD管理上重要であるが、開始に当たっては体調（体重）と腎機能の程度・進行具合などを総合的に判断し開始される。CKDステージ4以上や虚血性心疾患を有する患者さんでは、散歩やラジオ体操のような3メッツ以下の運動とする。ACE阻害薬やARBにインスリン抵抗性の改善を認める報告があり、それらの服用は腎血行動態のみならずメタボリックシンドロームを形成する病態そのものへの効果も期待できる。

⑤肥満の定義と臨床的意義
　肥満は、体格指数（BMI）25以上と定義されている（第2章65頁参照）。肥満は、糖尿病を除外しても蛋白尿やCKD発症

に対する有意な危険因子である。20歳時に肥満があると，その後にCKDを発症するリスクは3倍高いという報告もある。肥満は，すべての腎疾患（CKD，ESKD，腎がん，移植腎の機能障害）に対する危険因子であり，女性では特にその危険因子度が高い。

⑥肥満関連腎臓病

　肥満に伴い腎の血行動態や組織所見に変化が現れることが知られている。肥満者では，非肥満者に比べGFRで約60％，腎血流量（RBF）で約30％増加しているといわれ，濾過率（GFR÷RBF）も上昇している。このことは，肥満者では糸球体過剰濾過の状態が続いていることを意味している。腎組織では，巨大化した糸球体や足突起の融合や消失が見られ，腎生検検体の約7割に巣状分節性糸球体硬化（Focal segmental glomerulosclerosis: FSGS）の所見を認める。臨床的には，肥満関連腎臓病は特発性FSGSと比較して，足突起障害は軽微で腎機能の低下速度も緩徐であり，ESKDへの進行は少ない。

⑦内臓肥満と微量アルブミン尿

　内臓脂肪の蓄積による内臓肥満では，微量アルブミン尿を合併しやすい。BMIが25未満でもウエスト/ヒップ比が基準（男性0.9以上，女性0.8以上）を満たす場合には，微量アルブミン尿が出現するリスクが約2倍になる。微量アルブミン尿は，腎機能とは独立した心血管疾患（CVD）の発症リスクであることが報告されている。

⑧肥満の改善のための方策

　食事療法および運動療法による減量は，インスリン抵抗性を改善させるとともに，肥満によるGFRやRBFの増加を是正し，蛋白尿を減らす。日本人の2型糖尿病患者さんでも，4週間の減量（平均：6.2kg減）により，蛋白尿は平均1.8g/日減少したという報告もある。健常人を対象とした前向き調査では，

●表1-6　純アルコール約20g（1単位）に相当する酒量

お酒の種類	お酒の量	アルコール度数
ビール	500mL	5%
日本酒	1合＝180mL	15%
ウイスキー	ダブル1杯　60mL	43%
ワイン	小グラス2杯　200mL	12%
チューハイ	350mL	7%
焼酎	コップ半分　100mL	25%

（参考：Asahi 人とお酒のイイ関係）

微量アルブミン尿は体重の変化とともに増減し，10kg以上の体重減少があるとアルブミン排泄量が有意に低下することが示されている。これらのことより，肥満の改善はインスリン抵抗性の改善および糸球体内圧上昇（過剰濾過）を是正し，CKDの発症予防および進展抑制に寄与することが推察される。

● CKD患者さんのエネルギー必要量は，健常人と同程度で，年齢，性別，身体活動度により30～35kcal/kg標準体重/日の間から選択する。

● 糖尿病性腎症では，摂取エネルギー量を25～30kcal/kg標準体重/日とする。

● 摂取エネルギーの決定後は，患者さんの体重変化を観察しながら適正エネルギー量となっているか否かを経時的に評価し調整する。

● アルコールも摂取カロリーに含まれる。適正飲酒量はエタノール量として，男性では20～30g/日（日本酒1合）以下，女性は10～20g以下である（表1-6）。純アルコール量（エタノール量）＝アルコール度数（%）÷100×飲んだ量（mL）×0.8（エタノールの比重）

● CKDステージ3以上においては，たんぱく質の摂取制限（0.6～0.8/kg標準体重/日）は有益である。

◆ CKD と高尿酸血症 (Hyperuricemia)
～尿酸コントロールの重要性とマネージメント（管理）～

　尿酸は、プリン体代謝の最終代謝産物であり、高尿酸血症は血清尿酸値7.0mg/dLを超えるものと定義されている。尿酸産生過剰型と尿酸排泄低下型、その両者が混在した混合型に大別される。尿酸排泄低下型の診断は、高プリン食制限下絶食飲水負荷時の尿酸クリアランス（CUA）6.2mL/分未満によってなされるが、簡易的に尿中UA/尿中Cr比0.5（50%）以下が排泄低下の指標として用いられている。現在、わが国においては食生活の欧米化やアルコール摂取の増加により、成人男性の約20%が高尿酸血症であると言われている。

① CKD と高尿酸血症

　尿酸の約70%が腎より排泄されるため、腎機能が低下すると尿酸排泄低下による高尿酸血症が認められるようになる。従来から、高尿酸血症による腎障害として、尿酸塩沈着に起因する慢性間質性腎炎（痛風腎：Gouty kidney）が知られている。尿酸塩の沈着部位は、腎深層の腎髄質が主体であるため尿の尿濃縮力低下（希釈尿、夜間頻尿など）が現れやすい。それに対し、蛋白尿の程度は軽くeGFRの低下もかなり進行しないとみられない。典型的な痛風腎の超音波所見は、特徴的な腎エコー像（Hyperechoic medulla）である。

　現在、高尿酸血症は血管内皮細胞を傷害させ高血圧や心疾患、腎障害を引き起こすことが明らかにされており、尿酸塩の沈着を介さない腎障害の機序も想定されている。高尿酸血症では、血管内皮細胞での一酸化窒素（NO）阻害やサイトカインの誘発、酸化物質の産生などを介して血管を直接障害することにより、全身高血圧や腎内血管障害を起こすと考えられている。

② 高尿酸血症のマネージメント（管理）

　高尿酸血症に対する治療の原則は、第一に生活習慣の是正であり、食事療法、飲酒制限、運動の推奨が中心となる。

● 代表的な高プリン食には，動物の内臓や魚の干物，乾物などがある。

● アルコール飲料は，プリン体をあまり含まないものでも内因性プリン体分解の亢進と腎における尿酸排泄低下に関係するため，酒の種類を問わず摂取を制限する。

　痛風関節炎を合併する場合は，血清尿酸値7.0mg/dL以上が薬物治療の適応である。痛風関節炎がなく腎障害，尿路結石，高血圧などの合併症を有する場合では血清尿酸値8.0mg/dL以上が薬物治療の適応である。尿酸降下薬には排泄促進薬と生成抑制薬，尿酸分解酵素薬の3種類があり，通常投与量と副作用を表1-7に示す。尿酸排泄促進薬（ベンズブロマロン，プロベネシド，ブコローム）は尿酸排泄低下型に適応となるが，クレアチニンクリアランス（Ccr）30mL/分以下では無効なことが多く，尿酸生成抑制薬（アロプリノール，フェブキソスタット，トピロキソスタット）が用いられる。尿路結石の既往や保有がある症例にもアロプリノールなどを使用し，尿中への尿酸排泄を抑制する必要がある。アロプリノールは腎排泄性であり，腎機能に応じて減量する必要がある（表1-8）。腎不全患者さんでは重篤な副作用（骨髄抑制，皮膚過敏反応，肝障害など）の発生頻度が上昇し，その原因として活性代謝産物のオキシプリノールの蓄積が考えられる。それに対し，フェブキソスタットは肝排泄型であり，腎機能による用量の減量はしなくてもよいとされている。尿酸分解酵素薬ラスブリカーゼは，アスペルギルス由来の尿酸オキシダーゼであり，生成された尿酸を分解する。

　尿中尿酸濃度を低下させるために，尿量確保（1日2,000mL以上）に努める。尿中尿酸の溶解度を上昇させるために，尿pHを6.2〜6.8に保つ。必要に応じて，尿アルカリ化薬（クエン酸K/クエン酸Na配合剤，炭酸水素ナトリウム3〜6g/日）を投与する。クエン酸K/クエン酸Na配合剤はカリウムを含有するため，腎機能低下例では高K血症に注意する。

● 表1-7 尿酸降下薬の種類と投与量，副作用

一般名		商品名	1日投与量と投与方法	重大な副作用
尿酸排泄促進薬	プロベネシド	ベネシッド	500〜2,000mg 2〜4回分服	溶血性貧血，再生不良性貧血，アナフィラキシー様反応，肝壊死，ネフローゼ症候群
	ブコローム	パラミヂン	300〜900mg 1〜3回分服	Stevens-Johnson症候群，中毒性表皮壊死症
	ベンズブロマロン	ユリノームムイロジン	25〜100mg 1〜2回分服	重篤な肝障害
尿酸生成抑制薬	アロプリノール	ザイロリック	100〜300mg 1〜3回分服	中毒性表皮壊死融解症，Stevens-Johnson症候群，剥奪性皮膚炎，再生不良性貧血，重篤な肝機能障害など
	フェブキソスタット	フェブリク	10〜60mg 1日1回	肝機能障害，過敏症
	トピロキソスタット	ウリアデックストピロリック	40〜160mg 2回分服	肝機能障害，多形紅斑
尿酸分解酵素薬	ラスブリカーゼ	ラスリテック	0.2mg/kg 1日1回点滴静注	ショック，アナフィラキシー，溶血性貧血，メトヘモグロビン血症

（高尿酸血症・痛風の治療ガイドライン第3版より）

● 表1-8 腎機能に応じたアロプリノールの推奨使用量

腎機能	アロプリノール投与量
Ccr>50mL/分	100〜300mg/日
30mL/分<Ccr≦50mL/分	100mg/日
Ccr≦30mL/分	50mg/日
血液透析施行例	透析終了時に100mg
腹膜透析施行例	50mg/日

Ccr: クレアチニンクリアランス．
（高尿酸血症・痛風の治療ガイドライン第3版より）

◆ CKDと心血管疾患 (CVD)
～相互の関連とマネージメント (管理) ～
① CKDとCVD相互の関連

慢性に経過する腎疾患の治療目標は, 腎機能低下を抑制し末期腎不全 (ESKD) の回避である。CKDの重要性が広く認識されるようになっている大きな理由の一つが, ESKD患者さんが世界中で急増しているためである。また, CKDが脳卒中を含む心血管疾患 (Cardiovascular disease: CVD) の独立した強力なリスク因子となっていることも重要である。腎機能が悪ければ悪いほど (CKDのステージが進むほど), CVDの発症リスクは高まることが明らかになっている。原因の如何を問わない総死亡や総入院の相対危険も, 腎機能の低下程度によって高くなることが大規模臨床調査によって明らかにされている。

CKD患者さんは, 腎死すなわちESKDになる確率よりも, CVDにより死亡する確率が高い。事実, CKDステージ2ではESKDに至る確率よりもはるかに高く, 尿蛋白陽性症例では陰性に比べ死亡率が約2倍高い。この傾向は, ステージが進んでも同様である。さらに, 軽度の腎機能低下や尿蛋白が心筋梗塞や脳卒中の大きな危険因子であることは, 欧米のみならず日本でも明らかにされている。尿蛋白は, 微量アルブミン尿の段階からCVDの発症リスクである。すなわち, CKD患者さんにおいては, CVD合併の有無を確認することは大変重要である。逆に, CVDを起こした患者さんでは, 腎機能が低下していることが多いことも報告されており, 経時的な腎機能検査が必要である。CKDのステージが進むほど心筋梗塞後3年間の観察期間に2回目のイベントを起こす可能性も高く, CKDはCVDの大きな危険因子といえる。

● 心腎連関の機序と管理:

心臓疾患と腎臓疾患は密接に関連していることから, "心腎連関" (図1-6) としてその機序が注目されている。最近では, "心腎脳連関" も注目されている。高血圧は最も重要な共通した増

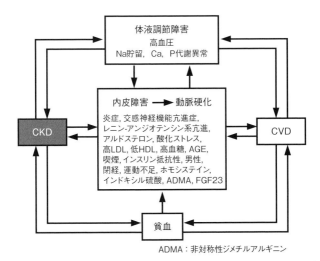

ADMA：非対称性ジメチルアルギニン

■図1-6　心腎連関：体液調節障害，内皮障害による動脈硬化，貧血が
　　　　悪循環をきたす

（CKD診療ガイド2012より）

悪因子であり，積極的治療介入が必要である。古くは，
MRFIT研究（参加：約33万人）で，血圧120/80mmHg未満に
比べ130/85mmHg以上ではESKDへの進行リスクが2倍に増
加したことが報告され，HOT研究（対象：CKD患者さんを含
む本態性高血圧患者さん）のサブ解析では，CKD患者さんに
おいても拡張期血圧80mmHg未満がCVD発症リスクの減少に
重要であったことが示されている。糖尿病性腎症の観察研究
などでは，収縮期血圧が低いほどCVD合併や死亡が少ないこ
とも示されている。さらに，尿蛋白量がCVD発症リスクと関
連するため積極的降圧は直接的に，もしくは蛋白尿の減少を
介して間接的にCVD発症リスクを減少させる可能性があり，
微量アルブミン尿および蛋白尿を減少させる降圧療法が推奨
される。降圧薬はCKD合併高血圧の第一選択薬であるRAS阻
害薬が推奨される。これは，尿蛋白減少などの副次的な腎保

護作用が期待されるからであり，複数の臨床試験でACE阻害薬やARBによりCVDの発症抑制効果が認められている。RAS阻害薬を中心に用いて，血圧130/80mmHg未満を降圧目標にする。

◪ CKDと加齢
〜加齢による腎機能の変化とマネージメント（管理）〜

　65歳以上の人口が総人口に占める割合（高齢化率）により，7〜14％を高齢化社会，14〜21％を高齢社会，21％以上を超高齢社会と呼んでいるが，わが国は超高齢社会である。したがって，超高齢社会に住む患者さんの健康を考えなくてはならない。

①加齢による腎機能の変化と実際

　腎機能は，誰でも加齢により低下する。高齢者では原発性（一

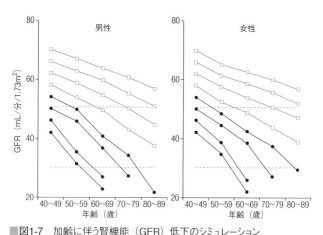

■図1-7　加齢に伴う腎機能（GFR）低下のシミュレーション
GFR 50mL/分/1.73m²未満の患者（━●━）は，2倍以上の速さで腎機能が低下する。
（Imai E, et al. Hypertens Res 2008; 31: 433-441. より引用，改変）
（CKD診療ガイド2012より改変）

次性）・続発性（二次性）腎疾患による腎機能低下に加えて，加齢による腎機能低下が加わるためCKDステージ3以上の患者さんが増加する。わが国では，65歳以上の男性の約30％，女性では約40％がCKDであると推算されている。加齢に伴うGFRの低下を図1-7に示す。GFR 50mL/分/1.73m²未満では，GFR 60以上70mL/分/1.73m²未満に比べ2倍以上のスピードで腎機能が低下する。また，70歳以上ではGFR 40mL/分/1.73m²以上はGFRの低下が緩徐であるのに対して，GFR 40mL/分/1.7m²未満では低下速度が速くなり，腎機能障害の進行リスクになっている。一般に加齢に伴い筋肉量が減少するため，血清クレアチニン値が正常であっても実際にはGFRがかなり低下していることがある。さらに，高齢者に多い腎硬化症（高血圧や動脈硬化による）や薬剤性腎障害，泌尿器系疾患では尿所見異常が乏しいこともあるため，高齢者の腎機能の評価には血清クレアチニンのみでなく血清シスタチンCによるeGFRを用いる必要がある。以上のことから，超高齢社会を背景にして透析導入症例の高齢化が進んでいる。例えば，20018年の透析導入患者さん全体の平均年齢は69.99歳で，男性69.27歳，女性71.61歳であり年々高齢化している（2018年日本透析医学会統計調査報告書）。原疾患によって透析導入の平均年齢は異なるが，慢性糸球体腎炎，アミロイド腎や糖尿病性腎症では約65歳，腎硬化症では約74歳となっている。特に，腎硬化症と糖尿病性腎症の原疾患に占める割合は年々上昇している。わが国における調査ではないが，血尿単独陽性の場合に悪性腫瘍がみつかる確率も男性40歳未満で8.8％であるのに対して，40歳以上では14.4％に上昇するとの報告もある。したがって，高齢者の血尿所見は，腎・尿路系の悪性腫瘍を常に念頭に置き診察する必要がある。

②高齢CKD患者さんの血圧管理

　高血圧はCKD患者さんにおける最も重要な進展リスクであるが，これは加齢に伴いより顕著となる。65歳以上を対象に

した複数の臨床研究において，高齢であるほど，また血圧（拡張期血圧，収縮期血圧）が高いほど腎機能障害が進展したことが報告されている。したがって，高血圧を伴う高齢者のCKD患者さんには，適正に積極的治療介入をする必要がある。『高血圧治療ガイドライン2019』での降圧目標は，75歳以上の患者さんでは診察室血圧140/90mmHg，家庭血圧135/85mmHg未満としているが，高齢CKD患者さんにおける確立した至適降圧目標はまだない。一方，血圧120/60mmHg未満の過度の降圧は，生命予後を悪化させることや他臓器の循環不全を来す可能性があり，また高齢CKD患者さんの5〜22％が動脈硬化性腎動脈狭窄症を合併していることもあるため，それらを念頭に置き慎重に緩徐に降圧させることが重要である。使用する降圧薬としては，RAS阻害薬，Ca拮抗薬，利尿薬の単独もしくは併用療法が推奨されている。高齢者では，メタボリックシンドロームとCKD・CVDの発症との関連性は明らかではないが，高齢者以外のCKD患者さんと同様に，スタチンによる脂質異常症の治療は腎機能低下の進行抑制に有効であることが，ロバスタチンを用いた研究のメタ解析により示されている。

③CKDと認知症

　認知症は予防や治療が難しく，大きな社会問題となっている。認知症は，大きくアルツハイマー型認知症（約63％），血管性認知症（約19％），その他（約19％）に分けられている。高血圧と認知症の発症との関連が言われており，中年期の高血圧は高齢期認知機能障害の危険因子であり，認知症予防の意味からも積極的に治療すべきであるとされている（『高血圧治療ガイドライン2019』）。降圧薬による血圧の低下が，認知症発症リスクやアルツハイマー病発症リスクを低下させたといわれている。日本透析医学会（JSDT 2011）では，長期にわたる透析療法は認知症発症リスクが低いことが報告されている。血液透析によりアミロイドβ（Aβ）が低下し，アルツハイマー

型認知症の発症に抑制的に働くとされている。

④CKDとロコモティブシンドローム・フレイル・サルコペニア

　肥満は生活習慣病の本幹をなす危険因子で，日頃の体重管理（標準体重：身長m²×22kg）が大変重要であり，皆さん“痩せること”に関心が高まっている。しかしながら，痩せすぎるのも体には悪く，標準体重よりやや重めの方（BMI 22～24程度）が健康の維持には良いとの報告もみられる（Jカーブ：“太りすぎと痩せすぎは，いけません”）。痩せすぎの妊婦からは未熟児が生まれてくることが多く，幼児期の病気のみならず成人した後も生活習慣病になりやすいといわれている。

● **ロコモティブシンドローム（運動器症候群）**：異常な痩せや栄養障害が問題で，「運動器（手足や腰）の障害」により要介護になるリスクの高い状態になることである（日本整形外科学会）。

● **サルコペニア**：筋肉の喪失を意味する用語で加齢による骨格筋量の低下と定義されている。副次的には筋力や有酸素能力の低下を生ずる。筋肉量の低下を必須項目とし，筋力または身体能力の低下が当てはまれば，サルコペニアと診断される。

● **フレイル**：「虚弱」，「老衰」，「脆弱」といった意味である。健常から要介護へ移行する中間の段階といわれている。具体的には，加齢に伴い筋力が衰え疲れやすくなり，家にとじこもりがちになるなど，年齢を重ねることで生じやすい衰えの全般を指している。CKD5D（透析）患者さんでは，低栄養と運動不足，社会（友人・家族）との交流のなさが長期間続くことで，“歩くことがやっと”というフレイルの方が増えている。

第2章

検査値異常の見方・読み方
（どのような疾患をどう疑うか）

★基準値は測定方法により差が生じるため，各施設における基準を参照
すること。

◆蛋白尿 (Proteinuria)

①検査値 (基準値)

試験紙検査：（＋）以下，30mg/dL 未満

定量：150mg/ 日未満

②検査値異常の評価

蛋白尿のすべてが異常というわけではなく，運動後や発熱
時にみられる機能性蛋白尿や，体位によって出現する体位性
蛋白尿などの生理的蛋白尿も存在する。蛋白尿と血尿がとも
に陽性の場合や尿蛋白が0.5g/ 日以上である場合は，腎生検を
含めた精密検査が必要である。糸球体性蛋白尿ではアルブミ
ンが主体であるが，γグロブリンや補体，種々のサイトカイ
ンが糸球体で濾過され原尿中に排泄されると尿細管障害を起
こすことになる。

尿細管性蛋白尿では α 1- ミクログロブリンや β 2- ミクログ
ロブリンなどのグロブリン分画が多くなる。α 1- ミクログロ
ブリンは，β 2- ミクログロブリンよりも測定上の安定性がある。
尿細管性蛋白尿が疑われる場合には，尿蛋白の電気泳動を行う。
ピークが認められる時や多発性骨髄腫，アミロイドーシスが
疑われる時には，尿蛋白免疫電気泳動でBence Jones蛋白の有
無を確認する。

③検査のポイント

試験紙法は，濃縮尿や希釈尿では尿蛋白レベルを過大ある
いは過少に評価することになるため，あくまで定性的なもの
として考える必要がある。試験紙法はアルブミンに対する特
異性は高いものの，Bence Jones蛋白や β 2- ミクログロブリン
には反応しない。蛋白定量は24時間畜尿が原則だが，完全畜

尿には患者さん・ご家族の理解と協力が必要であり，不可能な場合はクレアチニン補正による簡便法が用いられる。この方法は早朝尿あるいは安静時部分尿を用いるが，24時間蓄尿による蛋白定量とよく相関する。

補正蛋白尿（g/gクレアチニン）
　　＝尿蛋白定量（mg/dL）÷尿中クレアチニン（mg/dL）

④異常値の場合に疑う可能性のある疾患
1）生理的蛋白尿
　起立性蛋白尿，体位性蛋白尿
2）病的蛋白尿
　A．腎前性蛋白尿（オーバーフロー蛋白尿）
　　　Bence Jones蛋白（骨髄腫・血液疾患），ヘモグロビン尿（溶血性貧血，不適合輸血），ミオグロビン尿（筋炎・挫滅症候群）など
　B．糸球体性蛋白尿
　　　糸球体腎炎，ネフローゼ症候群，腎硬化症，膠原病（全身性エリテマトーデスなど），アミロイド腎，糖尿病性腎症，妊娠高血圧症など
　C．尿細管性蛋白尿
　　　Fanconi症候群，Wilson病，薬剤性腎障害，尿細管間質性腎炎など
　D．腎後性蛋白尿
　　　尿管・膀胱・尿道の炎症，結石，腫瘍，外傷など

◆血尿 (Hematuria)
①検査値（基準値）
　試験紙検査：陰性
　尿沈渣：1〜4個/強拡大（×400倍）視野（HFP）

②検査値異常の評価

　全臓器に及ぶ詳細な病歴の聴取が重要である。血液疾患など出血傾向のある患者さんでは，血尿を呈することがあり，全身の変化（歯肉出血や皮下出血など）に注意する必要がある。血尿の発症時期・随伴症状や服薬歴などから原疾患に対するヒントが得られることがある。画像検査や腫瘍マーカーを含めた精密検査により，悪性腫瘍などを含めた尿路異常の有無を検索する。女性の場合は，婦人科系疾患も検索する必要がある。血尿と同時に蛋白尿も認められる場合は糸球体病変の存在が疑われ，尿沈渣で変形赤血球や円柱・尿細管上皮細胞の有無を確認するとともに，腎機能検査を行う。また，必要に応じて腎生検などの精密検査を行う。ただし，非糸球体性の血尿でも滲出液や分泌液などの混入が蛋白尿陽性と判定される場合があり，注意が必要である。尿蛋白が陰性の場合には，局所からの出血が第一に疑われる。

　膿尿や細菌尿を認める場合には，尿細菌培養検査を行い，感染による血尿を鑑別する。試験紙法で強い潜血反応を認めるが，尿沈渣鏡検で赤血球を認めない場合には，ヘモグロビン尿やミオグロビン尿を疑う。それは，試験紙法はペルオキシダーゼ反応を応用したものなので赤血球以外でも陽性を示すことがある。

③検査のポイント

　腎臓がん，膀胱がんや前立腺がんなどの生命予後に重大な影響を及ぼす疾患を検索することが重要である。特に40歳以上の無症候性血尿では尿路系腫瘍の可能性が高くなるため注意する。肉眼的血尿は直ちに診断し治療を要するが，顕微鏡的血尿は一般的に緊急性は低い。顕微鏡的血尿単独で尿路異常や貧血がないならば，蛋白尿が出現するまでは健診等で経過観察することが多いが，早期の糸球体腎炎（IgA腎症など）が潜んでいる可能性がある。尿路（膀胱）刺激症状（排尿時痛，頻尿，残尿感，疼痛など）や肉眼的血尿などが出現した時には，必ず医療機関を受診するよう指導する。

④**異常値の場合に疑う可能性のある疾患**

赤血球尿：

A．非特異的反応

　・月経，痔核など

B．糸球体性血尿

　・一次性糸球体疾患（IgA腎症，溶連菌感染後急性糸球体
　　腎炎，膜性増殖性糸球体腎炎，急速進行性糸球体腎炎，
　　巣状糸球体硬化症など）

　・二次性糸球体疾患（全身性エリテマトーデス：ループ
　　ス腎炎，糖尿病性腎症，多発性骨髄腫など）

C．非糸球体性血尿

　・腎腫瘍，嚢胞腎，静脈血栓，動脈血栓，外傷，腎盂腎炎，
　　ナットクラッカー（くるみ割り）現象など

D．上部尿路・泌尿器系血尿

　・腫瘍（がん）（腎盂・尿管・膀胱・尿道・前立腺など），
　　結石，前立腺肥大，尿路感染症，外傷など

E．その他

　・凝固異常，外傷，運動，腎・泌尿器科以外（直腸・婦
　　人科系）からの腫瘍の浸潤など

ヘモグロビン尿：発作性夜間血色素尿症，異型輸血，DIC
　　　　　　　　など

ミオグロビン尿：挫滅症候群，筋炎，心筋梗塞など

◆血清クレアチニン (Serum creatinine: s-Cr)

①**検査値（基準値）**

　男性：0.6〜1.1mg/dL

　女性：0.3〜0.8mg/dL

②**検査値異常の評価**

　高値を示す時は，糸球体濾過量（GFR）の低下がある場合
が大部分である。原因としては，腎前性・腎性・腎後性因子

などのいずれでもs-Crは高値となる。GFRが正常値の約80〜50％の範囲では，糸球体予備能により腎機能は代償されているためs-Cr値の上昇はみられないが，GFRが50％以下になると代償が困難になりクレアチニンの上昇が認められる。GFRが30％以下に低下してからs-Cr値の異常高値が顕在化するようになる。血清クレアチニンの逆数（1/ s-Cr）を指標とすると，慢性腎不全の進行を経時的にみることができ，また腎機能廃絶の時期（透析導入時期）を推定するのに有用である（Mitchら[1]）。

③検査のポイント

　クレアチニンの産生量は筋肉量に比例するので，男性では女性よりやや高値となる。高齢者では，加齢によるGFRの低下がある一方，筋肉量も減少するため相殺されほぼ一定値を保つことがある。糖尿病性腎症の初期，妊娠中などのGFRが上昇する条件下では，血清クレアチニン値は低値を示す。また，長期臥床（廃用性萎縮）や筋ジストロフィー，多発筋炎，筋萎縮性側索硬化症などで筋肉量減少が著しい場合には，GFR自体は低下しているにもかかわらず血清クレアチニンは低値となることがある。

④異常値の場合に疑う可能性のある疾患

<高値を示す疾患>
　　GFRの低下によるもの：各種腎疾患，腎不全，心不全，
　　　脱水など
　　血液濃縮によるもの：脱水，火傷など
　　筋肉量増加によるもの：先端巨大症，巨人症など
　　その他：甲状腺機能低下症
<低値を示す疾患>
　　筋萎縮によるもの：筋ジストロフィーなど
　　血液希釈によるもの：過剰輸液

◼血清シスタチンC (Serum cystatin C)

①**基準値**：ネフェロメトリー法：0.53〜0.95mg/L

ラテックス凝集比濁法：0.93〜1.03mg/L

金コロイド凝集法：男性　0.63〜0.95mg/L

女性　0.56〜0.87mg/L

統一された基準値〔国際的な標準物質（ERM - DA471/IFCC）に基づいた標準化〕：**0.5〜0.9mg/L**

②検査値異常の評価

＜高値＞

腎機能（糸球体濾過量）低下，甲状腺機能亢進症，血管内皮細胞障害，ショックなど

＜低値＞

甲状腺機能低下症など

③検査のポイント

　シスタチンCは，脳脊髄液の電気泳動によりγ - trace proteinとして発見された物質であるが，その後血清中にも存在することが明らかにされた。シスタチンCは，体内のあらゆる有核細胞で産生され，コードする遺伝子およびプロモーターはハウスキーピング（一定量発現）タイプである。そのため，体内でのシスタチンCの産生量は一定である。シスタチンCは，非糖鎖性のアミノ酸残基120からなる分子量約13,000Daの一本鎖ポリペプチドで，nativeな状態では塩基性を示すとされている。シスタチンCは，シスタチンスーパーファミリーの一つであり，システインプロテアーゼ（SH1基が活性中心にある蛋白融解酵素）を阻害する。そのため，細胞内のリソソームから分泌される内因性のカテプシンB・H・Lのシステインプロテアーゼ分泌調節に重要な生理作用をもっている。つまり，シスタチンCの主な働きは，生体内の酵素によって引き起こされる細胞・組織の障害をインヒビター活性により抑制することである。細胞外に分泌されたシスタチンCは，細胞外液中

47

で他の蛋白などと複合体を形成することはなく，腎糸球体で自由に濾過されたのち，近位尿細管で再吸収されアミノ酸に代謝される。

保険適応：血清シスタチンC精密測定は，区分「D007」血液生化学検査の「1」の血清尿素窒素（SUN）または，血清クレアチニンの値により腎機能低下が疑われた場合，3ヵ月に1回に限り算定できる。

④異常値の場合に疑う可能性のある疾患
<予想外の値がみられる時の意味>

腎機能低下以外で血清シスタチンCが異常高値や異常低値を示すことは大変少ない。しかし，稀ではあるが転移性悪性黒色腫（メラノーマ）や直腸がん，副腎皮質ステロイド薬服用で高値を示すことや，HIV感染やシクロスポリンの服用により低値を示すことがあるといわれている。また，甲状腺機能の亢進・低下により高値・低値を示すことがある。しかし，いずれの場合もその明確な機序はわかっていない。

◆BUN (Blood urea nitrogen)，SUN (Serum urea nitrogen)

BUN：血中尿素窒素と表現されることが多いが，実際は血清検体を用いて測定しているのでSUNという表現もある。

①検査値（基準値）
8〜20mg/dL

②検査値異常の評価
BUN（SUN）値は尿素産生とその腎での排泄により調節されるので，そのどちらかの異常によりBUN（SUN）値の異常を来す。尿素の産生は，消化管への蛋白負荷と組織での蛋白異化の量により決まる。腎での排泄は，糸球体での濾過と尿細管での再吸収の2つの過程に分けて考えられる。尿細管での再吸収は，

脱水などの抗利尿状態で亢進し，利尿状態では逆に低下する。

③**検査のポイント**

　男性は60歳以上で上昇し，女性は加齢と並行して上昇する。妊娠中は低値となる。日中は夜間に比べてやや高値となる。BUN（SUN）値は，体内環境の状態（食事内容，脱水，上部消化管出血など）により容易に変化するため，軽度の腎機能低下でも異常高値を示すことがある。

④**異常値の場合に疑う可能性のある疾患**

　表2-1に，BUN（SUN）-クレアチニン比（BUN/Cr比）による病態を示す。

●**表2-1　BUN（SUN）-クレアチニン比（BUN/Cr比）による病態**

BUN/Cr比がほぼ10の場合
1．腎機能障害（GFRの低下）
BUN/Cr比＞10の場合
1．高たんぱく食
2．消化管出血
3．ストレス，ステロイドホルモン，体蛋白の異化亢進
（外科的侵襲，火傷，重症感染症，甲状腺機能亢進症など）
4．尿路不完全閉塞
5．脱水，心不全
BUN/Cr比＜10の場合
1．慢性腎不全の浸透圧利尿時
2．低たんぱく食
3．重症肝不全
4．筋肉破壊
5．血液透析後

◆HbA1c (Hemoglobin A1c, グリコヘモグロビン)
①**検査値（基準値）**

　4.6〜6.2%（NGSP値）

②検査値異常の評価

　HbA1cは，血糖コントロールの指標として糖尿病診療に必須の検査である。糖尿病の細小血管症の発症・進展を防ぐには，HbA1cを7.0％未満に保つことが望ましいといわれている。血糖の正常化を目指す際の目標は，6.0％未満である（『糖尿病治療ガイド 2020-2021』）。糖尿病透析患者さんの血糖管理の目標としては，空腹時血糖140mg/dL以下，1型糖尿病でHbA1c 6〜7％，2型糖尿病で7〜8％といわれている（表2-2）。

③検査のポイント

　HbA1cは，ヘモグロビンが含まれる赤血球の寿命である約120日，つまり過去1〜2ヵ月の平均血糖値の動きをみるために使用されている。正確には血糖の加重平均がHbA1cに影響し，直前1ヵ月の血糖が50％，その前の1ヵ月が25％，さらに前の2ヵ月が25％寄与している。つまり，近い過去の血糖値ほどHbA1cの値に大きく影響する。

④異常値の場合に疑う可能性のある疾患

　高値：持続する高血糖，糖尿病など
　低値：持続する低血糖，インスリノーマなど
　偽性高値：異常ヘモグロビン症，鉄・ビタミンB_{12}・葉酸不足など

●表2-2　血糖コントロール指標と評価[注1]

指標	優	良	可		不可
			不十分	不良	
HbA1c（NGSP）（%）	6.2未満	6.2〜6.9未満	6.9〜7.4未満	7.4〜8.4未満	8.4以上
空腹時血糖値（mg/dL）	80〜110未満	110〜130未満	130〜160未満		160以上
食後2時間血糖値（mg/dL）	80〜140未満	140〜180未満	180〜220未満		220以上

注1）HbA1c値，空腹時血糖値，食後2時間血糖値の間には，個人差があること，日内変動が複雑なことなどから，定常的な相関性は望めない

（CKD診療ガイド 2012 より）

偽性低値：失血，溶血，エリスロポエチン製剤の使用など

HbA1c値は赤血球寿命の影響を受けるため，赤血球寿命の延長を生じる鉄・ビタミンB₁₂・葉酸欠乏では偽性高値を示す。また，赤血球寿命が短縮する溶血では偽性低値を示す。透析患者さんでは，腎性貧血，エリスロポエチンの治療，透析中の失血などの種々の病態が生ずるため，偽性低値を示すことがあるので評価には注意を要する。そのため一般的にグリコアルブミンを用いることが多い。

＊註）フルクトサミン，グリコアルブミン（Glycated albumin）
病態との関連：血清中の蛋白はグルコース（ブドウ糖）と非酵素的 non-enzymatic）に反応（蛋白質と糖がただ単に長時間接しているだけの反応）し，糖化蛋白となる。この糖化蛋白は，結合側鎖がフルクトース構造をとるため，フルクトサミンと呼ばれている。フルクトサミンには，血清中のあらゆる蛋白の糖化産物が含まれており，そのなかでアルブミンの糖化産物をグリコアルブミンと呼んでいる。フルクトサミンの半減期は約14日，グリコアルブミンの半減期は約17日であるため，HbA1cよりも比較的短期間（過去2週間から1ヵ月）の平均血糖値を反映する。血糖値の変動が大きい不安定糖尿病や貧血のみられる糖尿病透析患者さん，糖尿病の治療開始時・変更時の評価に有用である。
基準値：フルクトサミン　205〜280 μmol/L
　　　　グリコアルブミン 12.4〜16.3%

◆電解質 (Na, K, Ca, P)
<ナトリウム (Na) >
①検査値（基準値）

135〜145mEq/L

②検査値異常の評価

血清Na値の高低は血漿浸透圧の高低を表し，血漿浸透圧の異常はしばしば細胞外液量の異常を伴う。血清Na濃度に明らかな異常がある場合は，臨床症状，体重，心胸比（CTR），ヘマトクリット値（Ht,%），総蛋白（TP）値などと合わせて体液量の異常を評価する必要がある。

$$血漿浸透圧＝2×Na＋（尿素窒素/2.8）＋（血糖/18）$$
正常値：285～295mOsm/kgH₂O

③検査のポイント

　低Na血症がみられた場合には，まず血漿浸透圧を測定し，偽性低Na血症の可能性（血漿浸透圧正常），高血糖などの浸透圧物質の増加（血漿浸透圧高値）の有無を検討する。高血糖がある場合には，血糖が100mg/dL増加するごとに，血清Na値は1.4mEq/L低下すると考えられている。

● 血清Na濃度が120～128mmol/L（mEq/L）の範囲で急激に低下すると，体液移動による細胞浮腫が生じ，致死的であるといわれている。

● 低Na血症の鑑別（図2-2）のためには血漿浸透圧のほかに，他の電解質，血漿レニン活性（PRA），アルドステロン濃度（PAC），コルチゾール，ADHなども測定する必要がある。

　Na欠乏量の推定式：血清Na濃度からの推定

　　Na欠乏量(mEq/L) ＝現在の体重(kg)×0.6×（140－現在のNa濃度）（基準値：血清Na濃度 140mEq/L，水分量 体重の60％）

＊維持量＋欠乏量×安全係数（1/2～1/3）を，生理食塩水を用い，数日間かけてゆっくり投与する。

＊急激な補正は中心性橋脱髄を起こす危険性があるため，血清Na濃度の上昇速度は1～2mEq/L，12mEq/L/日とする。

④異常値の場合に疑う可能性のある疾患

＜低値を示す場合（血清Na濃度135mEq/L未満）＞

　1．偽性低Na血症：高脂血症, 高蛋白血症（多発性骨髄腫など）
　2．真性低Na血症：細胞外液量の減少を伴う低Na血症（低張性脱水）
　細胞外液量は正常か軽度の上昇を伴う低Na血症（等張性脱水）
　細胞外液量の増加を伴う低Na血症（高張性脱水）

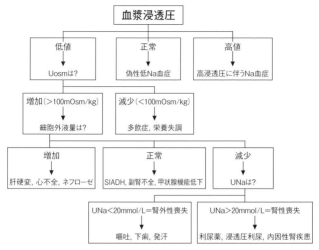

■図2-2　低Na血症の鑑別診断

Uosm: 尿浸透圧，UNa: 尿中Na濃度

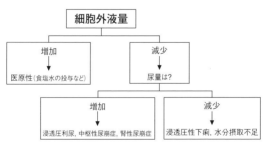

■図2-3　高Na血症の鑑別

<高値を示す場合（血清Na濃度146mEq/L以上）>

　Naの過剰または水の欠乏により生じる（**図2-3**）。

　1．腎からの水の喪失を来す病態：中枢性尿崩症，腎性尿
　　　崩症，浸透圧利尿，高カロリー輸液など

　2．腎外性に水の喪失を来す病態：発熱，発汗，下痢など

＊一般的に血清Na濃度が160mmol/L（mEq/L）より高値になるまで症状は明らかにはならないことが多い。血清Na濃度が180mmol/L（mEq/L）よりも高値になると，細胞内液量の減少を生じ，脳血管が破綻して死亡率がきわめて上昇する。

　　水分欠乏量の推定式

　　　水分欠乏量(L)＝健常時の体重(kg)－現在の体重(kg)

　　　血清Na濃度からの推定：

　　　　水分欠乏量(L)＝健常時の体重(kg)×0.6×(1－140÷現在の血清Na濃度)

　　　Ht（ヘマトクリット）からの推定：

　　　　水分欠乏量(L)＝健常時の体重(kg)×0.6×(1－45÷現在のHt)

　　　TP（血清総蛋白）からの推定：

　　　　水分欠乏量(L)＝健常時の体重(kg)×0.6×(1－7÷現在のTP)（基準値：Ht 45％，TP 7.0g/dL）

＊維持量＋欠乏量×安全係数(1/2～1/3) を，5％ブドウ糖液か4.5％生理食塩水を用いて，数日間かけてゆっくり投与する。

＊急激な高Na血症の改善は，脳浮腫を起こす危険性があるため，改善速度ははじめの24時間は2mEq/L時以下とし，血清Na濃度が155～160mEq/Lに達した後は数日～1週間かけて補正する。

＜カリウム (K) ＞

①検査値（基準値）

　3.5～5.0mEq/L

②検査値異常の評価

　細胞膜を介した細胞内外のK濃度は細胞膜電位を規定し，興奮性細胞機能に大きく影響する。したがって，血清K濃度の異常は神経や平滑筋，心筋細胞などに機能異常を来し，筋力低下や知覚異常，不整脈などの徴候を示す。

③検査のポイント

　腎排泄が90％を占めるため，腎機能障害時には血清K濃度の上昇が認められる。体内の総K量（約3,000mEq）の90％が細胞内に存在し，血液中のKは0.4％にすぎない。そのため，体内総量によらず，細胞内外のシフトによって血清K濃度は変動する。

④異常値の場合に疑う可能性のある疾患

＜低値を示す場合（血清K濃度　3.5mEq/L未満）＞

　K摂取量の不足や輸液量の不足による。

● 体外への喪失の増加：下剤や利尿薬の乱用，嘔吐，下痢，尿細管アシドーシス，Bartter症候群，Liddle症候群，アルドステロン過剰など

● 細胞外から細胞内への移行の増大：アルカローシス，インスリン負荷など

● 低K血症を起こしやすい薬剤：利尿薬，緩下剤，副腎皮質ホルモン，ACTH，甘草，グリチルリチン，β刺激薬，抗菌薬（カルベニシリン，アムホテリシンB），シスプラチン，アルカリ化薬など

＊筋力の低下や筋障害が生じることがあり，脱力，四肢・呼吸筋麻痺，または横紋筋融解症から急性腎障害（Acute kidney injury: AKI）＊を呈することもある。

＊知覚異常や痙攣などの神経症状や，便秘やイレウスといった消化器症状も認められる。

＊Kを静脈内投与する場合には，補正速度は20mEq/時以内とし輸液濃度も40mEq/L以下とする。

＊急性腎障害（Acute kidney injury: AKI）とは？
これまで，急激な腎機能低下を伴う病態は急性腎不全（Acute renal failure: ARF）として認識されてきたが，近年急性腎障害（Acute kidney injury: AKI）という概念が提唱されている。ARFとAKIには臨床的にも病理組織学的にも大きな差はないが，発症に至る臨床的背景が異なるとされている。わが国では，KDIGO診療ガイドラインによるAKI診断基準と病期分類が推奨されている（『AKI（急性腎障害）診療ガイドライン2016』）。

＜高値を示す場合（血清Ｋ濃度　5.1mEq/L以上）＞

1）偽性高Ｋ血症

　実際には血清Ｋ濃度は高くないが，採血後の細胞崩壊により細胞内液が放出し血清Ｋ濃度が高くなる状態をさす。採血後に長時間放置した場合や採血手技の不手際，増加した血小板（100万／μL以上）や白血球からの流出により生じる。

2）真性高Ｋ血症

● Ｋ負荷量の増加または腎からの排泄障害による体内Ｋ量の増大：輸血，輸液の過剰投与，腎不全，尿細管間質性障害，副腎不全など

● 細胞内より細胞外への移行の増大：アシドーシス，インスリン作用低下など

● 高Ｋ血症を来しやすい薬剤：ACE阻害薬，ARB，アルドステロン拮抗薬，β遮断薬，強心配糖体，ヘパリン，プロスタグランジン阻害薬，筋弛緩薬，蛋白分解酵素阻害薬，カリウム含有薬など

＊脱力，知覚異常，悪心などの消化器症状，また急性の高Ｋ血症の場合は，心・循環系への影響，特に不整脈を誘発する可能性がある。

＊血清Ｋ濃度7.0mEq/L以上では，心停止の危険性があり緊急治療の適応となる。溶血などによる検査上の偽性高Ｋ血症もあるため，必ず再検査を行い，緊急の場合には心電図と酸塩基平衡のチェックを並行しながら薬物投与を行う。

＜カルシウム（Ca）＞

①検査値（基準値）

　8.5〜10.5mg/dL（4.2〜5.2mEq/L）

　低蛋白血症がある場合の補正：補正Ca＝測定Ca＋（4−血清アルブミン濃度）（mg/dL）

②検査値異常の評価

● 生体内のCaの約99％はリン酸Caのかたちで骨に存在する。

● Caは骨の構成成分であるほか，酵素の活性化や血液凝固，筋肉の収縮，神経刺激伝導，ホルモン分泌などに重要な役割を果たしている。

● 血清Ca値は，骨から血中への移行，腸管からの吸収，腎での排泄などにより左右され，それらは副甲状腺ホルモン（PTH）とビタミンD_3などの調節を受けている。したがって，PTH・ビタミンD_3の過剰や欠乏を来す病態や疾患を疑う時には，血清Caを測定することが重要である。

③検査のポイント

低マグネシウム（Mg）血症があると血清Ca値は改善しないので，低Ca血症をみたら必ずMg値も測定する。

④異常値の場合に疑う可能性のある疾患

<低値を示す場合（血清Ca濃度　8.5mg/dL未満）>

● 低Ca血症の原因として，副甲状腺機能低下症，慢性腎不全，ビタミンD欠乏症，偽性低Ca血症（低蛋白血症）などがあげられる。

1）Ca摂取不足

● 腸管からのCa吸収低下：吸収不良症候群，下痢，重症膵炎，ビタミンD欠乏，肝障害（肝硬変），慢性腎不全など

2）尿中Ca排泄の増加

● 原発性副甲状腺機能低下症（骨吸収も抑制），尿細管性アシドーシスなど

3）その他：低Mg血症

<低Ca血症の症状>

低Ca血症の症状としては，神経・筋肉の易興奮性が特徴である。アルカローシスではCaイオン濃度が低下するため，低Ca血症の症状が出現しやすくなる。

● 精神神経系：四肢知覚過敏，異常感覚，口周囲のしびれ，

痙攣，興奮，せん妄など

● 骨格筋：筋肉のつり，手指のつり（助産婦の手），喉頭痙攣，
気管支喘息，テタニー，トルソー徴候*，クボステック徴候**
など

● 心筋：低血圧，心電図でのQT延長・T波増高，心収縮力
低下など

● 消化管：嘔吐，下痢など

＊トルソー（Trousseau）徴候：上腕に血圧計のカフを巻き2～3分間締
めつけることで指が過伸展して，また中手指節関節の屈曲を伴う痙攣が
起こる反応である。
＊＊クボステック（Chvostek）徴候：頬骨の下の顔面神経を叩くことで
顔面筋が収縮する反応である。

治療：低Ca血症でのテタニー発作は，緊急治療が必要である。

①テタニー発作時：8.5％グルコン酸カルシウム10～20mLを
　10～15分かけて静注する。その後，必要な時には同薬を電
　解質液に溶解し，点滴静注する。この時には，血清Ca値の
　モニターが必要である。

②慢性低Ca血症：乳酸カルシウム剤や活性ビタミン剤の経口
　投与を行う。

＜高値を示す場合（血清Ca濃度　10.6mg/dL以上）＞

● 血清Caが10.6mg/dL以上を高Ca血症という。13mg/dL以
上ではただちに治療を要し，15mg/dL以上は高Ca血症クリー
ゼ（急性発症）である。

● 高Ca血症の主たる原因は，PTH・ビタミンDの作用過剰，
悪性腫瘍などによる骨破壊である。

● 外来患者さんで多くみられるのは，原発性副甲状腺機能亢
進症であり，そのほとんどが腺腫でしかも単腺（1個）である。
入院患者さんで最も多いのは，扁平上皮がん，泌尿器科領域腫瘍，
乳がん，子宮がんにみられるPTHrP（PTH related protein：
PTH関連ペプチド）産生によるHHM（Humoral hypercalcemia
of malignancy）である。

● PTHrPは，悪性腫瘍などから産生されるPTH様作用をも

ち血清Ca濃度を上昇させるが，PTHとは異なり尿細管での重炭酸イオン（HCO$_3$$^-$）排泄亢進やビタミンD活性化作用は認められない。また，骨形成作用もみられない。骨粗鬆症に対するビタミンD製剤の長期投与による高Ca血症は少なくない。

<高Ca血症の症状>

臨床症状は，以下のように多彩である。

　消化器系：悪心，嘔吐，口渇，多飲，便秘，消化性潰瘍など

　神経運動器系：倦怠感，脱力，頭痛，傾眠，昏睡など

　腎尿路系：尿濃縮力低下，多尿，腎結石，腎機能低下など

　心血管系：血管の石灰化，高血圧，QT短縮，不整脈など

　高Ca血症クリーゼ：悪心，嘔吐，高度脱水，乏尿，意識障害など

治療：高Ca血症クリーゼでは，脱水症状が必発であり大量の補液を必要とする。悪性腫瘍による高Ca血症クリーゼでは，ビスホスホネートが著効する。しかし，腎不全のある時はビスホスホネートが体内に蓄積するため，使用にあたっては注意が必要である。

<リン（P）>

①検査値（基準値）

　2.5〜4.5mg/gL

②検査値異常の評価

　Pは，副甲状腺ホルモンおよびビタミンDにより調節される生体にとって重要な無機物である。体内にはリン酸Caのかたちで80〜85％が骨の中にあり，骨の重要な構成成分となっている。残りのほとんどは，筋肉内などの細胞内に存在する。細胞内のPは，細胞膜・核酸・ATPの構成や蛋白のリン酸化に重要であるとされている。また，エネルギー代謝や糖代謝，蛋白質のリン酸化，酸－塩基平衡などに重要な役割を果たしている。

③検査のポイント

　血清P濃度は，腸管からの吸収，骨からの移動，体内利用，腎からの排泄などで調節される。副甲状腺ホルモン（PTH）は，Pの尿中への排泄を促進し，CaとPの溶解度積を一定に保つ作用がある。血清Pの検査は，代謝性骨疾患や副甲状腺疾患などの病態の解析に有用である。血清Pの値には日内変動があり，食後に上昇するので早朝空腹時採血が良いとされている。

④異常値の場合に疑う可能性のある疾患

　血清P値に異常がみられる場合には，基礎疾患の検索と治療が原則である。

＜低値を示す場合（血清P濃度　2.5mg/dL未満）＞

　血清Pの低値は，副甲状腺機能亢進症，ビタミンD欠乏症，食事での摂取不足，吸収不良症候群などでみられる。

＜高値を示す場合（血清P濃度　4.6mg/dL以上）＞

　血清Pの高値は，副甲状腺機能低下症，急性腎障害（不全），慢性腎不全などの病態で認められる。

治療：

高リン血症治療の原則：

● 食事療法（低たんぱく食）や高リン血症治療薬（クエン酸第二鉄水和物，セベラマー塩酸塩，沈降炭酸カルシウム，炭酸ランタン水和物，ビキサロマー，スクロオキシ水酸化鉄）により血清リンをコントロールしてから，活性型ビタミンD_3（アルファカルシドール，カルシトリオール，マキサカルシトール，ファレカルシトリオール，エルデカルシトール）を用いる。

● 食事療法のみでの血清リン値をコントロールするより，薬剤を用いて血清リン値をコントロールしたほうが予後は良いとされている。つまり，きちんと食事をとって，薬剤を服用するのが良いということである。

郵便はがき

料金受取人払郵便

大阪北局
承　認

4007

差出有効期間
2022 年 6 月 30
日まで

５３０-８７９０

１８７

大阪市北区同心 2-4-17　サンワビル

フジメディカル出版
編集部 行

ご愛読者カード

| フリガナ |
| お名前 |

ご住所（自宅・勤務先：○印をつけてください）

　〒

TEL（　　　　　　　　　）E-mail（　　　　　　　　　）

ご職業など（○印をつけてください）

医師（診療科：　　　　　　　　　　　　　　）・薬剤師

腎臓病療養指導士・その他（　　　　　　　　）

出版目録の送付 (希望する・不要)

　http://www.fuji-medical.jp/ でもご覧いただけます。

＊ご記入いただいた個人情報は、新刊案内のために利用させていただきます。

本書をお買い上げいただきありがとうございます。より良い本づくりに生かすため、ご意見・ご感想をお寄せください。

慢性腎臓病（CKD）をマネージする

◆ **本書を何でお知りになりましたか**（○印をつけてください）

　書店で見て・著者の講演会・学会展示・チラシ・広告・DM
　その他（　　　　　　　　　　　　　　　　　　　　　　　）

◆ **ご購入方法**（○印をつけ、（　）にご記入ください）
　インターネット（　　　　　　　　　　　　　　　　　　　）
　書　　店（書店名　　　　　　　　　　　　　　　　　　　）
　学術集会（学会名　　　　　　　　　　　　　　　　　　　）
　その他（　　　　　　　　　　　　　　　　　　　　　　　）

◆ **ご意見・ご感想，希望される出版物**

_____

_____

_____

_____

_____

_____

_____

ご協力ありがとうございました。

フジメディカル出版編集部　TEL：06-6351-0899　FAX：06-6242-4480

◆微量アルブミン尿 (Microalbuminuria)

　微量アルブミンというアルブミンはなく，ごく微量のアルブミンが尿中に出現した状態を微量アルブミン尿という。

①検査値（基準値）

　24時間蓄尿で30mg/gCr未満である。尿中アルブミン排泄率（Albumin excretion rate: AER）では，24時間尿で30mg/日未満である。

②検査値異常の評価

　微量アルブミン尿の診断基準は，24時間蓄尿で30〜299mg/gCrである。AERでは，24時間尿で30〜299mg/日，時間尿で20〜199μg/分である。

③検査のポイント

　なるべく午前中の随時尿を用いて，尿中アルブミン値・尿中クレアチニン値を同時に測定する。尿中アルブミンは日内変動・日差変動が大きく，特に運動による影響を受けやすい。したがって，3回の測定中2回以上該当する場合を陽性とする。

④異常値の場合に疑う可能性のある疾患

　糖尿病性腎症・糖尿病性腎臓病（DKD）の診断として重要であるが，慢性糸球体腎炎の潜在期や腎硬化症といった非糖尿病性腎疾患，尿路感染症，高血圧，うっ血性心不全でも出現するため，除外診断が必要である。但し，保険診療上の適応は糖尿病性腎症のみである。

◆尿酸 (Uric acid)

①検査値（基準値）

　男性3.5〜6.9mg/dL，女性2.3〜6.0mg/dL

②検査値異常の評価

　高尿酸血症は7.0mg/dL以上（男女差なし）である。低尿酸血症は2.0mg/dL以下（男女差なし）である。正常値には大きな男女差があるが，尿酸値7.0mg/dL以下では尿酸結晶の蓄積を主病因とした痛風・腎障害は生じにくい。このため男女とも7.0mg/dL以上を高尿酸血症としている。無症候性高尿酸血症では8.0mg/dL以上で薬物療法を考慮し，目標値を6.0mg/dL以下とする。

③検査のポイント

　血清尿酸値は日内変動があり，食事の影響を受けやすいため早朝空腹時に採血し，血清分離して速やかに測定する。冷蔵保存は，高尿酸血症患者さんでは過飽和の尿酸が析出する可能性があり，避けるほうがよい。

④検査値異常となる場合に可能性のある疾患

　高尿酸血症（図2-4）：主な原因を図に示す。

　低尿酸血症：一般的に血清尿酸値2.0mg/dL以下とされている。特発性低尿酸血症の原因として*URAT1*の遺伝子異常が報告され，尿路結石や運動後の急性腎障害が起こりうる。また，悪性腫瘍や一部の薬剤で低尿酸血症が引き起こされることがある。

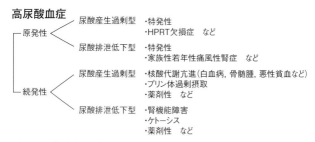

■図2-4　検査値異常となる場合に可能性のある疾患

◆血圧 (Blood pressure)

①検査値 (基準値)

CKD（蛋白尿陽性）において血圧は診察室血圧130/80mmHg未満に，家庭血圧125/75mmHg未満を降圧目標としている。

②検査値異常の評価

表2-3に示すように，血圧値によって7段階に分類される。

③検査のポイント

家庭血圧の測定：夜間高血圧や早朝高血圧は，CKDを悪化させる危険因子である。この危険因子を知るには，家庭血圧の測定が必須である。1日に2回測定の患者さんには，①朝起床後1時間以内で排尿後，朝食前および，②就寝前の家庭血圧を2回測定して記録し，来院時に持参してもらう。この家庭血圧と診察室の血圧を参考に，日常の血圧の状態を把握し，血圧の管理および治療の計画を立てる。

④異常値の場合に疑う可能性のある疾患

本態性高血圧：家族性は知られているが，原因は明らかでない。
二次性高血圧：高血圧の原因となる疾患や病態が明らかである。
　・腎実質性高血圧（慢性糸球体腎炎，糖尿病性腎症，多発性囊胞腎など）

●表2-3　成人における血圧値の分類

分類	診察室血圧 (mmHg)		家庭血圧 (mmHg)	
	収縮期血圧	拡張期血圧	収縮期血圧	拡張期血圧
正常血圧	<120　かつ	<80	<115　かつ	<75
正常高値血圧	120-129　かつ	<80	115-124　かつ	<75
高値血圧	130-139　かつ/または	80-89	125-134　かつ/または	75-84
Ⅰ度高血圧	140-159　かつ/または	90-99	135-144　かつ/または	85-89
Ⅱ度高血圧	160-179　かつ/または	100-109	145-159　かつ/または	90-99
Ⅲ度高血圧	≧180　かつ/または	≧110	≧160　かつ/または	≧100
(孤立性)収縮期高血圧	≧140　かつ	<90	≧135　かつ	<85

(高血圧治療ガイドライン2019より)

・腎血管性高血圧〔動脈硬化，線維筋性異形成，大動脈炎症候群（高安病）など〕
・内分泌性高血圧（原発性アルドステロン症，クッシング症候群，褐色細胞腫など）
・薬物誘発性高血圧（糖質コルチコイド，漢方薬，エストロゲン製剤，三環系抗うつ薬など）

◆血糖 (Blood glucose)

①検査値（基準値）

● 正常型：空腹時血糖が110mg/dL未満および75g経口ブドウ糖を負荷後2時間の血糖が140mg/dL未満のもの

● 境界型：糖尿病型にも正常型にも属さないもの

● 糖尿病型：空腹時血糖が126mg/dL以上，または，75g経口ブドウ糖を負荷後2時間の血糖が200mg/dL以上のもの
（糖尿病性腎症での血糖管理目標・合併症予防は，HbA1cで7.0％未満である）

②検査値異常の評価

血糖コントロールの状態を評価するには，HbA1c値と血糖値（空腹時，食後2時間）を用いる。

③検査のポイント

HbA1cやグリコアルブミンは，それぞれ貧血や低アルブミン血症があると血糖の管理状態を正確に反映しない。HbA1cは，赤血球寿命の低下とエリスロポエチン製剤使用により低値を示すことがある。したがって，CKDで貧血（透析療法中など）や低アルブミン血症のある場合には，HbA1cやグリコアルブミンの評価に注意を要する。

④異常値の場合に疑う可能性のある疾患

● 高血糖：糖尿病，膵炎，慢性肝疾患，先端巨大症，クッシ

ング症候群，褐色細胞腫，甲状腺機能亢進症，胃切除後の
Oxyhyperglycemia（急峻高血糖），中枢神経系疾患（脳腫瘍，
髄膜炎，脳血管性障害など），発熱など
● 低血糖：インスリノーマ，膵外腫瘍，インスリン自己免疫症
候群，ダンピング症候群，下垂体前葉機能低下症，Sheehan症候
群，ACTH単独欠損症，副腎機能低下症，肝障害，糖原病など

◆脂質 (Lipid)
①検査値（基準値）
　『動脈硬化性疾患予防ガイドライン2017年度版』による脂質
異常症の診断基準は下記のとおりである。
・高LDLコレステロール(LDL-C)血症：LDL-C 140mg/dL以上
・低HDLコレステロール(HDL-C)血症：HDL-C 40mg/dL未満
・高トリグリセリド(TG)血症：TG 150mg/dL以上
・高non-HDLコレステロール(non-HDL-C)血症：non-HDL-C
　170mg/dL以上

②検査値異常の評価
　K/DOQI脂質異常ガイドラインでは，CKD有病者を冠動脈
疾患有病者と同様のリスクとして扱うよう推奨されている。
LDL-C 100mg/dL未満を目標にコントロールし，LDL-C
130mg/dL未満のCKDではまず生活習慣の改善に取り組み，
LDL-C 130mg/dL以上では生活習慣の改善と同時に薬物療法
を考慮するとされている。わが国のCKDガイドラインでは，
冠動脈疾患予防の面からLDL-C 120mg/dL未満（可能であれ
ば100mg/dL未満）を管理目標としている。

◆BMI (Body mass index: 体格指数)
①検査値（基準値）
　BMIは，世界共通の肥満度の指標である。BMI＝体重（kg）

÷（身長m）^{2}で求められる。

BMIの標準値は22.0であり，この数値（22.0〜24.0）は統計学・疫学的にみて一番病気にかかりにくい数値とされている。この標準値から次の式で導き出された数値がその人の標準体重となる。

標準体重（kg）＝（身長m）^{2}×22.0（例えば，身長170cmの場合，標準体重＝1.70×1.70×22.0＝63.6kgとなる）

②検査値異常の評価

BMIの値によって肥満度は，以下のように分類される。

①BMI	18.5未満	やせ
②BMI	18.5〜25未満	標準
③BMI	25以上	肥満
	25〜29.9	肥満度Ⅰ
	30〜34.9	肥満度Ⅱ
	35〜39.9	肥満度Ⅲ
	40以上	肥満度Ⅳ

BMI 25以上であれば肥満（Obesity）と判定し，そのうち肥満に伴う健康障害を有する人を肥満症と診断する。肥満は全身の臓器を侵し，代謝異常として脂質異常症（高脂血症）などを引き起こす。これらはすべてCKDに影響する。肥満は，蛋白尿の発症およびESKDの有意な危険因子である。

◖画像診断 (Diagnostic imaging)
①尿路単純X線撮影 (kidney, ureter, bladder: KUB)

腎の位置・サイズ，尿路結石，石灰化像などが観察できる。腎結石，尿管結石，腎腫瘍，腎結核などで石灰化像を認める。簡便な検査だが，尿酸結石やシスチン結石などはX線透過性のため，単純X線写真では確認できないことがある。

②超音波検査（Ultrasonography）

　腎臓の大きさ（萎縮の有無）を知ることができる。腎嚢胞（Simple cyst），多発性嚢胞腎（Polycystic kidney disease），結石，水腎症，腫瘍，ナットクラッカー（くるみ割り）現象の診断に有用である。ナットクラッカー現象とは，左腎静脈（Lt renal vein）が腹部大動脈（aorta）と上腸間膜動脈（SMA）に挟まれて圧排され腎盂が異常に拡張し，血尿がみられる現象である（図2-5）。ドプラー法は腎動脈の狭窄を検索でき，腎血管性高血圧の診断に有用である。また，Bモードで嚢胞と腫瘍の鑑別が困難な場合にも，ドプラー法が有用なこともある。

③CT検査（Computed tomography）

　腎泌尿器系の形態学的診断には欠かせない検査である。腎嚢胞，腎細胞がん，水腎症，腎梗塞，腎膿瘍，尿路結石などの診断に有用である。
★注意：腎機能障害を認める患者さんでは単純CTが原則であ

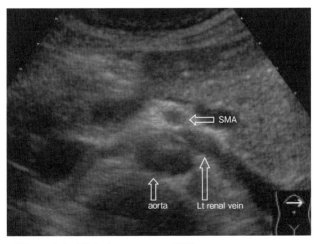

■図2-5　超音波検査（ナットクラッカー現象）

る。造影検査を行う場合は，検査前禁食とし検査前後12時間，生理食塩水などで補液をすることが望ましい。造影剤の使用にあたっては，ヨードアレルギーがないことを確認する必要がある。

④MRI検査（Magnetic resornance imaging）

CT同様に腎の占拠性病変（Space occupying lesion: SOL）の診断に有用で，質的診断に優れている。MRAはMRIを用いた血管撮影であり，造影剤なしでも大血管の描出が可能であり，腎動脈も明瞭に識別できる。腎血管性高血圧を疑った場合には，腎動脈の狭窄の有無を診断できる。また，動脈瘤の診断にも有用である。

★注意：ガドリニウム造影剤の副作用には，腎性全身性線維症（Nephrogenic systemic fibrosis: NSF）という重篤な合併症（致死率30%）の報告があり，腎機能障害（GFR 30mL/分/1.73m^{2}未満）の患者さんには禁忌である。腎性全身性線維症（NSF）は，腎不全患者さんに生じる四肢や体幹の肥厚や硬化，関節拘縮，肺・筋肉・心臓などの多臓器が侵される全身性疾患である。

⑤静脈性腎盂造影（Intravenous pyelography: IVP）

ヨード造影剤を静注し，腎の排泄機能と尿路の異常を調べる検査である。注入法にはIVP（1回注射法）とDIP（点滴注入法）がある。IVPは注入後5・10・15分，DIPは注入後5・20・30分まで臥位で撮影する。最後に排尿後，立位で撮影する。腎の位置異常，結石・腫瘍による尿路閉塞，腫瘍，嚢胞による腎盂・腎杯の圧排などの検索に有用である。

★注意：造影CTと同様に，造影剤アレルギーの患者さんには禁忌である。また，腎機能障害（GFR 30mL/分/1.73m^{2}未満）を認める患者さんにも行うべきではない。

⑥逆行性腎盂造影 （Retrograde pyelography: RP）

　腎機能低下例ではIVPで腎盂・腎杯の描出ができないので，尿管カテーテルを尿管口より挿入し逆行性に造影し，腎盂・腎杯・尿管の形状や尿管狭窄の部位を観察する。

⑦腎血管造影検査

　血管性病変の確定診断に用いる。腎血管性高血圧の診断では，本検査が"ゴールドスタンダード"である。腎臓内の小動脈瘤の描出にも有用である。その他，Interventional radiologyとして経皮的血管形成術（PTA）や腎内血管の塞栓術などに用いられる。

★注意：造影検査を行う場合は，検査前禁食とする。造影剤の使用にあたっては，ヨードアレルギーがないことを確認する。

⑧レノグラム （図2-6）

　核種を静注し，時間放射能曲線を記録する。腎機能の経時的観察，腎実質性と閉塞性腎障害の鑑別，腎血管性高血圧の検索，移植腎の機能検査などを目的として行われる。

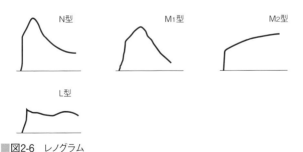

■図2-6　レノグラム
N型：正常型，M_1型：腎実質障害型，M_2型：尿路通過障害型，L型：無機能型

第3章

慢性腎臓病（CKD）の病態生理と治療方針

◆糖尿病性腎症 (Diabetic nephropathy)

①病態

　糖尿病性腎症は，進行性で予後不良であるにもかかわらず，初期には臨床症状に乏しいため，末期腎不全（ESKD）まで見逃されることもしばしばである。進行するとネフローゼ症候群となり，浮腫が出現する。ESKDになると，食欲不振，全身倦怠感などの尿毒症（Uremia）症状や全身浮腫，胸水貯留，呼吸困難などの心不全症状が見られる。他の腎疾患と比べ，その出現時期は早い。

②診断基準

　確定診断は腎生検によるが，臨床的には，次の所見から診断される。

- ・糖尿病の罹病期間が5年以上であること
- ・網膜症や神経症などの他の合併症が存在すること
- ・尿中蛋白（アルブミン）排泄量の持続的増加がみられ，その他の原因疾患が除外されること
- ・顕著な顕微鏡的血尿や肉眼的血尿など，他の尿所見異常が存在しないこと
- ・初期では，時にGFRの高値，腎臓の肥大が存在すること

＊早期腎症の発症マーカーとしての微量アルブミン尿の測定意義が高い。病期を分類し，早期診断することは治療上大変重要である（表3-1）。

③治療方針

　治療の基本は，血糖と血圧の厳格なコントロールである。運動療法による血糖コントロールは，第2期まではある程度許されるが，第3期以降では腎血流量の低下が起こるため，急激な強度の運動は禁止すべきである。体調や体重を確認し，病期に応じた運動が勧められる。血圧130/80mmHg未満（尿蛋白1g/日以上では，125/75mmHg未満）を目標とする。RAS阻害薬の腎保護作用（尿蛋白減少効果）が知られている。

食事療法については，第2期での糖尿病食から糖尿病性腎症食への転換が重要である。

●表3-1　糖尿病腎症病期分類[注1]

病　期	尿アルブミン値（mg/gCr）あるいは尿蛋白値（g/gCr）	GFR（eGFR）（mL/分/1.73㎡）
第1期（腎症前期）	正常アルブミン尿（30未満）	30以上[注2]
第2期（早期腎症期）	微量アルブミン尿（30〜299）[注3]	30以上
第3期（顕性腎症期）	顕性アルブミン尿（300以上）あるいは持続性蛋白尿（0.5以上）	30以上[注4]
第4期（腎不全期）	問わない[注5]	30未満
第5期（透析療法期）	透析療法中	

注1)　糖尿病腎症は必ずしも第1期から順次第5期まで進行するものではない。本分類は，厚労省研究班の成績に基づき予後（腎，心血管，総死亡）を勘案した分類である（Clin Exp Nephrol 18: 613-620, 2014）。
注2)　GFR 60mL/分/1.73㎡未満の症例はCKDに該当し，糖尿病腎症以外の原因が存在し得るため，他の腎臓病との鑑別診断が必要である。
注3)　微量アルブミン尿を認めた症例では，糖尿病腎症早期診断基準に従って鑑別診断を行った上で，早期腎症と診断する。
注4)　顕性アルブミン尿の症例では，GFR 60mL/分/1.73㎡未満からGFRの低下に伴い腎イベント（eGFRの半減，透析導入）が増加するため，注意が必要である。
注5)　GFR 30mL/分/1.73㎡未満の症例は，尿アルブミン値あるいは尿蛋白値にかかわらず，腎不全期に分類される。しかし，とくに正常アルブミン尿・微量アルブミン尿の場合は，糖尿病腎症以外の腎臓病との鑑別診断が必要である。

【重要な注意事項】　本表は糖尿病腎症の病期分類であり，薬剤使用の目安を示した表ではない。糖尿病治療薬を含む薬剤，とくに腎排泄性薬剤の使用にあたっては，GFR等を勘案し，各薬剤の添付文書に従った使用が必要である。
※糖尿病性腎臓病（Diabetic kidney disease: DKD）という名称が用いられている。

糖尿病性腎症合同委員会：糖尿病性腎症病期分類2014の策定（糖尿病性腎症病期分類改訂）について．糖尿病57：529-534，2014より一部改変
（糖尿病治療ガイド2020-2021より改変）

＊糖尿病性腎臓病（Diabetic kidney disease: DKD）とは？
糖尿病性腎臓病（Diabetic kidney disease: DKD, 新名称）：糖尿病による
腎障害を示す新しい名称である。糖尿病のほかに加齢，肥満，高尿酸血症，
脂質異常症，高血圧，腎炎などを伴っているものを言う。DKDからESKD
に進行して，透析療法を開始する患者さんが増加している。(第1章20頁参照)

◪IgA腎症（IgA nephropathy）

①病態（図3-1）

　IgA腎症（IgA nephropathy）は，糸球体メサンギウム領域
に主としてIgA（IgA1）と補体C3が顆粒状に沈着することを
特徴とする原発性慢性増殖性糸球体腎炎である。成因につい
ては，IgA分子の構造異常，免疫異常，遺伝的素因などの関与
が報告され徐々に解明されてきているが，十分には明らかに

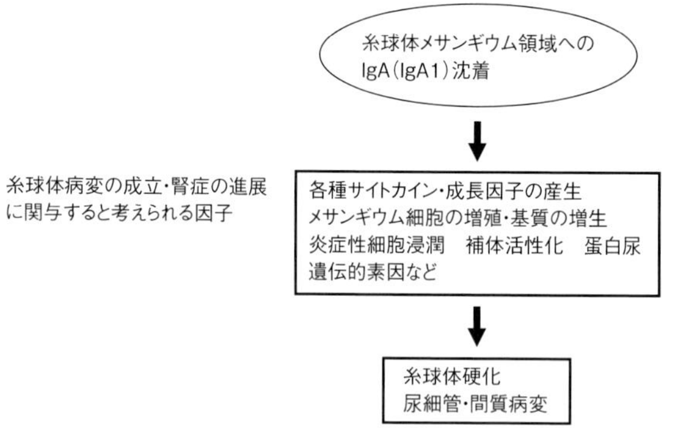

IgA腎症の発症に関与すると
考えられる因子

遺伝的素因　惹起抗原　粘膜免疫系の低下
骨髄からのIgA1産生亢進　多量体・糖鎖異常
IgA1増加　免疫複合体形成　補体活性
IgA1クリアランスの低下など

糸球体メサンギウム領域への
IgA（IgA1）沈着

糸球体病変の成立・腎症の進展
に関与すると考えられる因子

各種サイトカイン・成長因子の産生
メサンギウム細胞の増殖・基質の増生
炎症性細胞浸潤　補体活性化　蛋白尿
遺伝的素因など

糸球体硬化
尿細管・間質病変

■図3-1　IgA腎症の概念図

されていない。学校検尿や職場での健康診断で，血尿や蛋白尿で偶然に発見されることが多く，上気道感染（咽頭炎，扁桃炎）や急性腸炎後に肉眼的血尿を呈することもある。患者さんの約50％に血清IgAの高値がみられる。わが国において最も多い原発性慢性糸球体腎炎であり，20年の未治療での経過で約40％が透析療法を必要とする末期腎不全（ESKD）に至る。

②診断基準（IgA腎症の診療指針）

　わが国では，日本腎臓学会と厚生労働省の進行性腎障害調査研究班の合同委員会から『IgA腎症の診療指針』が公表されており，診断基準・予後判定基準・治療指針が示されている。持続的蛋白尿（0.3g/日以上，0.3g/gCr以上），間欠的または持続的血尿（赤血球5個/HPF以上），および成人の場合，血清IgA値315mg/dL以上，血清IgA/C3比3.01以上が認められれば，本症の可能性が高いとされている。また，血中糖鎖異常IgA1（Galactose deficient IgA1: Gd-IgA1）が高値であることも腎生検前診断に有用である（Gd-IgA1 Assay Kit, IBL, 群馬）。尿中Gd-IgA1測定キットの開発も期待されている。IgA腎症の典型的な臨床経過をみると，血尿（主に，顕微鏡的血尿で，ときに肉眼的血尿）がみられ，その後蛋白尿を伴う。次いで，血尿が軽減もしくは消失する（蛋白尿のみとなる）と腎機能が低下しはじめ，徐々に低下が進行しESKDへと進展する。腎生検での組織所見が確定診断となる。

③治療方針（IgA腎症の診療指針第3版）

　腎生検時の組織学的重症度分類と臨床的重症度分類をもとに透析導入リスクの選別化（予後判定）を行い，これに基づき治療方針を決定する。生活規制や食事療法に加え，薬物療法としては，抗血小板・抗凝固薬，ACE阻害薬やARBなどの降圧薬，副腎皮質ステロイドが使用される。また，炎症や細胞浸潤の程度，そして腎機能から予想される予後に基づいて治療がなされている。わが国では，上気道感染後に肉眼的血

尿を呈することから，本症の発症・増悪に扁桃との関連性が考えられ，「扁桃摘出とステロイドパルス療法の併用療法」が治療法の一つとなっている。近年，ヨーロッパを中心に「腸管感染とIgA腎症」との関連が報告されている。

◆腎硬化症 (Nephrosclerosis)

①病態

　腎硬化症は，長期間持続した高血圧や動脈硬化により，腎細小動脈を中心に硬化性病変を来し，腎血流の低下から腎間質の線維化や糸球体の硬化が進行し，腎実質が硬化に至った腎障害の総称である。主に血管病変を中心とするため，蛋白尿は軽度であり（1g/日以下），血尿や細胞性円柱などの増殖性糸球体腎炎の所見は認められない。腎硬化症に陥りネフロンの喪失を伴うと，糸球体濾過量，腎血流量・腎血漿流量ともに低下する（表3-2）。高血圧が高度になるほど，末期腎不全（ESKD）のリスクが高くなる。わが国において，糖尿病性腎症，慢性糸球体腎炎（主にIgA腎症）に続く慢性維持透析療法の主な原因疾患となっている。また，その患者さんの数は徐々に増加している。

②診断基準

　臨床的には，①長期の高血圧歴があり，②蛋白尿が軽度であり，③血尿や多彩な尿沈渣所見がなく，④比較的緩やかな腎機能障害の進行を認め，⑤他臓器における動脈硬化性病変

●表3-2　本態性高血圧における腎機能の推移

	腎血流量	糸球体濾過率	腎血管抵抗	濾過率
高血圧前状態	↑	→	↓	↓
境界域高血圧	↑〜→	→	↓〜→	↓
高血圧（初期）	↓〜→	→〜↓	↑	↑
腎硬化症	↓	↓	↑	→〜↑

の既往（心筋梗塞，脳梗塞，閉塞性動脈硬化症，眼底の高血圧性変化）などを認めれば，腎硬化症が疑われる。多くの患者さんが，臨床的特徴と腎生検を除く検査所見より，腎硬化症と診断されている。

③治療方針

腎硬化症に特異的な治療法はないが，適切な降圧療法により腎機能障害の進行は抑制される。降圧療法による蛋白尿減少の程度と腎機能障害の進行抑制効果は相関するといわれている。減塩やたんぱく制限食による食事療法に加え，降圧薬による血圧の適正なコントロールと蛋白尿に対する治療が中心となっている。降圧薬としては，尿蛋白減少効果も期待されるACE阻害薬やARBをはじめとして，Ca桔抗薬，α遮断薬，少量の利尿薬などが用いられている。

◆多発性嚢胞腎
(Polycystic kidney disease: PCKD)
①病態

常染色体優性遺伝をするADPKD（Autosomal dominant polycystic kidney disease）と常染色体劣性遺伝をするARPKD（Autosomal recessive polycystic kidney disease）に分類される。腎嚢胞の特性は，①嚢胞上皮細胞の異常増値，②基底膜を構成する細胞外マトリックスの変化，③水分輸送異常による嚢胞内溶液の貯留である。ADPKDは，腎嚢胞の多発と腎実質の萎縮・線維化により60歳台までに患者さんの半数はESKDへと進行する。ARPKDは，周産期に発見され出生後短期間で死亡することが多い。

②診断基準

表3-3に『ADPKDの診断基準』（厚生労働省進行性腎障害調査研究班）を示す。

③治療方針

　高血圧の治療：第一選択薬としてARBが推奨され，診察室血圧130/80mmHg未満，家庭血圧125/75mmHg未満を目標とする。

　頭蓋内出血予防：MRAによる頭蓋内動脈瘤の検索を行う。

　透析の導入と腎移植：他の疾患患者さんと同じに扱う。

　腎嚢胞が巨大化し，低栄養状態となった透析患者さん：腎摘出術や腎動脈塞栓術を考慮する。

　嚢胞感染：脂溶性の高い抗菌薬（シプロフロキサシン，エリスロマイシン，テトラサイクリン，トリメトプリム）の使用を考慮する。ドレナージ術も選択肢となる。

＊PPARγアゴニスト（ピオグリタゾンなど）は，嚢胞形成を抑える効果が期待されている。

＊バソプレシン拮抗薬（トルバプタン）は，選択的V_2受容体拮抗作用をもち，既存利尿薬で効果不十分・低Na血症合併の心不全・肝硬変に有効である。腎容積がすでに増大しており，かつ腎容積の増大速度が速いADPKDの進行抑制に用いられる。

●表3-3　ADPKDの診断基準（厚生労働省進行性腎障害調査研究班）

1. 家族内発生が確認されている場合
   超音波断層像で両腎に嚢胞が各々3個以上確認される者。
   CTでは，両腎に嚢胞が各々5個以上確認される者。
2. 家族内発生が確認されていない場合
   1）15歳以下では，CTまたは超音波断層像で両腎に各々3個以上嚢胞が確認され，以下の疾患が除外される場合。
   2）16歳以上では，CTまたは超音波断層像で両腎に各々5個以上嚢胞が確認され，以下の疾患が除外される場合。

除外すべき疾患
① multiple simple renal cyst, ② renal tubular acidosis, ③ cystic dysplasia of the kidney, ④ multicystic kidney, ⑤ multilocular cysts of the kidney, ⑥ medullary cystic kidney, ⑦ acquired cystic disease of the kidney

◆難治性ネフローゼ症候群
（Refractory nephrotic syndrome)
（ネフローゼ症候群診療指針)

①病態

　難治性ネフローゼ症候群は，副腎皮質ステロイドや免疫抑制薬を用いた種々の治療に抵抗し，蛋白尿が軽減せず浮腫が持続する疾患群の総称である。ネフローゼ症候群で速やかに治療に反応する患者さんと難治性となった患者さんでは，その腎予後に極端な相違がある。難治性では長期にわたって低蛋白血症（Hypoproteinemia）が持続するため，凝固系・免疫系・代謝系の異常を合併しやすい。また，副腎皮質ステロイドや免疫抑制薬によって生じる易感染性や骨粗鬆症などのリスクにも強くさらされていることから，難治性ネフローゼ症候群は独立した疾患概念として扱う必要がある。

　● 一次性ネフローゼ症候群患者さんにおける難治例の占める頻度は10〜12％程度であり，成人では巣状分節性糸球体硬化症（FSGS）と膜性腎症（Membranous nephropathy: MN）で約60％を占める。

　● 二次性ネフローゼ症候群は，全身性エリテマトーデス（ループス腎炎）と糖尿病性腎症および腎アミロイドーシスが代表的な原因疾患である。

②診断基準

　ここでは，一次性ネフローゼ症候群について記載する。

　定義：種々の治療（副腎皮質ステロイドや免疫抑制薬の併用は必須）を試行しても，6ヵ月の治療期間に完全寛解ないし不完全寛解I型にならないもの。

〔※完全寛解，不完全寛解I型は『ネフローゼ症候群の治療効果判定基準』（**表3-4**）に照合する。〕

●表3-4　ネフローゼ症候群の治療効果判定基準

・完全寛解：尿蛋白消失, 血清蛋白の改善, および他の諸症状の消失が認められるもの
・不完全寛解Ⅰ型：血清蛋白の正常化と臨床症状の消失が認められるが, 尿蛋白が存続するもの
・不完全寛解Ⅱ型：臨床症状は好転するが, 不完全寛解Ⅰ型に該当しないもの
・無効：治療に全く反応しないもの

(※効果判定は, 尿蛋白, 血清蛋白, および他の諸症状が最も改善した治療開始後の時点で実施するが, 治療開始4〜8週以内に行われるのが通例である。不完全寛解Ⅰ型とⅡ型の境界は, 1日の尿蛋白が1g以下になった場合を不完全寛解Ⅰ型とするのが一般的である)。

　参考所見：不十分な治療による難治例と区別するため, 以下の治療法と臨床所見を参考する。
　①治療前にネフローゼ症候群の診断基準を満たすもの
　②副腎皮質ステロイド療法（成人ではプレドニゾロン40〜60mg/日, 小児ではプレドニゾロン換算0.8〜1.0mg/kgを初期量とする。ただし, パルス療法の有無は問わない）を6ヵ月継続しても, 完全寛解ないし不完全寛解Ⅰ型に至らないもので, かつ就学あるいは就業が著しく障害されているもの
　③免疫抑制薬（シクロホスファミド1〜2mg/kg/日, アザチオプリン1〜2mg/kg/日, またはミゾリビン2〜3mg/kg/日）を最低4週使用しても, 完全寛解ないし不完全寛解Ⅰ型に至らないもの
　※ステロイド依存例および頻回再発例は, 別に扱う。

③治療方針

　一次性ネフローゼ症候群では腎組織病型を, 二次性ネフローゼ症候群では原疾患に対する適切な治療プロトコールを選択する。難治性に移行しやすいため, MNとFSGSは十分な免疫抑制療法が必要であり, 厚生労働省特定疾患対策事業「進行性腎障害に関する調査・研究班」より診療指針が示されている。

◆急速進行性糸球体腎炎
(Rapidly progressive glomerulonephritis: RPGN)
(急速進行性腎炎症候群診療指針第2版)

①病態

定義：「急性あるいは潜在性に発症する肉眼的血尿，蛋白尿，貧血，急速に進行する腎不全症候群」である（WHO，1995）。

病型分類：細胞性から線維細胞性まで様々な半月体を伴うびまん性管外増殖性（半月体形成性）糸球体腎炎が典型的な所見である。特発性半月体形成性糸球体腎炎は，抗糸球体基底膜（GBM）抗体型とpauci-immune型に大別される。

・抗GBM抗体型：抗GBM抗体陽性で肺出血を合併する場合をGoodpasture症候群，RPGNのみの場合を抗GBM抗体型糸球体腎炎という。

・pauci-immune型：RPGNの経過を呈し，病理組織学的に免疫グロブリンや補体成分の沈着を伴わない半月体形成性糸球体腎炎を指し，抗好中球細胞質抗体（ANCA）が陽性となる。ANCAはヒト好中球の間接蛍光抗体法による染色パターンから，cytoplasmic（C-ANCA）とperinuclear（P-ANCA）に分類される。C-ANCAの標的抗原はproteinase-3（PR3）であり，PR3-ANCAとも呼ばれ，P-ANCAはmyeloperoxydase（MPO）を認識し，MPO-ANCAともいわれる。PR3-ANCAはWegener肉芽腫症，MPO-ANCAは顕微鏡的多発血管炎（MPA），pauci-immune型半月体形成性糸球体腎炎で陽性となる。

成因：ANCA関連のRPGNでは先行感染などの刺激により，MPOやPR3が好中球や単球表面に発現され，ANCAと反応して好中球および単球からの活性酸素の放出や脱顆粒などを来し，血管内皮細胞の傷害や基底膜を破綻させ，発症すると考えられる。

臨床症状：発症2週前から直前に感冒様症状。肺症状として，

血痰，喀血などの肺出血症状，咳嗽。腎症状として，血尿（必発），蛋白尿（ネフローゼ症候群を呈することもある）。腎機能低下による乏尿（400mL／日以下），無尿（100mL／日以下），浮腫，高血圧や尿毒症症状（意識障害，呼吸困難，出血傾向など）がある。

②診断基準

血尿，蛋白尿，細胞性円柱など腎炎様の尿所見を伴い，急速（数週〜数ヵ月）な腎機能の悪化により放置すればESKDに進行する患者さんは，臨床的にRPGNとして扱う。

③治療方針

治療方針の立て方：予後改善には腎障害が軽度のうちに発見し，治療を開始することが重要である。病型診断と重症度の判定には腎生検による組織学的検討が必須である。患者さんの多くが高齢者であること，治療の主体が免疫抑制療法であることから，「疾患活動性を抑えつつ患者さんの日和見感染症をコントロールする」という相反することが要求される。

厚生労働省特定疾患対策事業「進行性腎障害に関する調査研究」による『急速進行性腎炎の診療指針』に基づき，臨床症状，CRP，ANCA，抗GBM抗体などをモニターしながら，診療指針を決定する。

生活療法：疾患活動性が高いため，免疫抑制薬の使用量が多く，日和見感染症のリスクが高い時期には入院して，感染対策を行う。

◘痛風腎（Gouty kidney）

①病態

痛風腎は，高尿酸血症による腎障害である。高尿酸血症および高尿酸尿症に伴い尿酸や尿酸塩結晶が尿細管腔内および間質に析出することによる腎障害であると考えられている。

つまり，尿細管腔内で尿が濃縮され尿酸濃度が最も高くなり，かつ尿が酸性に傾いて尿酸の溶解度が低下すると，尿酸が析出しやすい腎髄質を中心に尿酸および尿酸塩の沈着が起こり，尿細管腔の閉塞，肉芽腫形成，尿流障害，上行性のネフロン変性が起こると考えられる。

　また，痛風腎の発症には，酸性尿が重要な役割を担っていることが知られているが，糖代謝異常によるインスリン抵抗性や高インスリン血症は酸性尿を増強させることが知られている。さらに，高血圧や脂質代謝異常の合併も高率であり，これらによる動脈硬化も痛風腎の発症進展に関与していると考えられている（**図3-2**）。メタボリックシンドロームの要素も含め，複合的な要因により痛風腎が起こると考えられる。

②診断基準
1）血清尿酸値のコントロール

　コントロールの目標は，6.0mg/dL以下とする（尿酸の生理

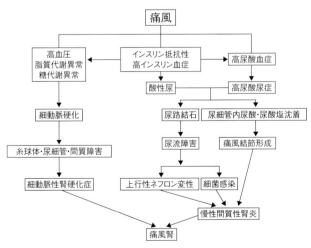

■**図3-2**　痛風の腎障害の発症・進展機序

的条件下での溶解度は7mg/dL）。

　尿酸降下薬は，尿酸析出を防ぐため，尿酸合成阻害薬であるアロプリノールを用いる。アロプリノールの活性代謝産物であるオキシプリノールは腎排泄であるため，腎機能低下時には減量が必要である。

2）尿路管理

　尿中尿酸濃度を低下させるため，1日1.5〜2L以上の尿量を保つよう飲水を励行する。尿pH 6以下の場合，酸性尿の是正を行う。海藻類や野菜の摂取などは尿のアルカリ化に有効である。食事療法でも酸性尿が是正されない場合には，重曹あるいはクエン酸製剤（ウラリット）を投与する。腎機能低下時には，炭酸水素ナトリウム（重曹）の場合はNa負荷が，クエン酸K・クエン酸Na配合剤の場合はカリウム塩を含むため高K血症が問題になるので，注意が必要である。

◆薬剤性腎障害（Drug induced kidney injury）
①病態

　すべての薬剤が腎障害を起こしうる。主な原因薬剤としては，抗菌薬が最も多く，次いでNSAIDs，抗腫瘍薬，抗リウマチ薬（Disease modify anti-rheumatic drugs: DMARDs），抗てんかん薬，抗潰瘍薬，造影剤となっている。

　薬剤による腎障害の発症機序は十分には解明されておらず，個々の症例で異なる場合が多い。

②診断基準

　確定診断は，腎生検による。薬剤の投与量や期間，障害部位などにより臨床所見に違いがみられる。自覚症状は比較的乏しく，薬剤投与後数日から数週で発症することが多い。尿量減少，浮腫，発熱，関節痛，血尿，皮疹，尿毒症症状（倦怠感，嘔気，嘔吐，食欲低下，頭痛など）が様々な程度にみられる。

尿細管障害により再吸収能が低下しているため，乏尿になることは少ない（非乏尿性）。尿中α1-・β2-ミクログロブリンやNAGの上昇がみられることが特徴である。

腎生検では，糸球体障害の場合，組織学的に膜性腎症（MN）や微小変化型ネフローゼ症候群（MCNS）の型をとることが多い。急性尿細管間質性腎炎では，間質への細胞浸潤，浮腫が様々な程度にみられる。また，単核球を中心とする浸潤細胞のなかに好酸球が認められることもある。慢性尿細管間質性腎炎では浮腫は減少し，代わりに線維化や尿細管の萎縮が認められる。

③治療方針

治療の基本は被疑薬の中止である。一般に投薬中止により3～6週で腎機能は回復する。発見が遅れた場合や腎機能低下が高度な場合には，腎機能が完全に回復しないことがある。3週以上腎不全状態が続く場合には，予後不良であることが多い。組織学的に尿細管細胞のみならず尿細管基底膜も強く傷害された場合も予後不良である。副腎皮質ステロイドは，急性間質性腎炎では腎機能の回復を早めることがある。末期腎不全（ESKD）では，透析療法を行うことがある。

第4章
食事療法と運動療法

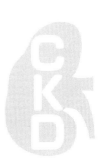

　CKD治療における食事栄養指導と運動サポートは，重要な治療法である。

◆ステージ別食事療法

　日本腎臓学会のステージ別の食事療法基準を**表4-1**，**表4-2**に示す。

　CKDの食事内容としては，体液・電解質に関連した食塩，水分，カリウム，リンや三大栄養素（炭水化物，脂質，たんぱく質）に対する配慮が必要である。CKDがステージ分類されたのを受けて，食事療法の内容もそれに合わせた区分がなされた。また，糖尿病の有無によっても内容を配慮する。

　● 食事療法の決定については，CKDステージ3以降では腎臓専門医の参画が必要である。CKDステージ4での食事療法の役

●表4-1　CKDステージによる食事療法基準

ステージ （GFR）	エネルギー （kcal/kgBW/日）	たんぱく質 （g/kgBW/日）	食塩 （g/日）	カリウム （mg/日）
ステージ1 （GFR≧90）	25～35	過剰な摂取をしない	3≦ <6	制限なし
ステージ2 （GFR 60～89）		過剰な摂取をしない		制限なし
ステージ3a （GFR 45～59）		0.8～1.0		制限なし
ステージ3b （GFR 30～44）		0.6～0.8		≦2,000
ステージ4 （GFR 15～29）		0.6～0.8		≦1,500
ステージ5 （GFR＜15）		0.6～0.8		≦1,500
5D （透析療法中）	別表			

注）エネルギーや栄養素は，適正な量を設定するために，合併する疾患（糖尿病，肥満など）のガイドラインなどを参照して病態に応じて調整する。性別，年齢，身体活動度などにより異なる。

注）体重は基本的に標準体重（BMI＝22）を用いる。

（慢性腎臓病に対する食事療法基準2014年版より）

●表4-2　CKDステージによる食事療法基準

ステージ5D	エネルギー (kcal/kgBW/日)	たんぱく質 (g/kgBW/日)	食塩 (g/日)	水分	カリウム (mg/日)	リン (mg/日)
血液透析 (週3回)	30〜35[注1,2]	0.9〜1.2[注1]	<6[注3]	できるだけ少なく	≦2,000	≦たんぱく質(g)×15
腹膜透析	30〜35[注1,2,4]	0.9〜1.2[注1]	PD除水量(L)×7.5+尿量(L)×5	PD除水量+尿量	制限なし[注5]	≦たんぱく質(g)×15

注1) 体重は基本的に標準体重（BMI＝22）を用いる。
注2) 性別、年齢、合併症、身体活動度により異なる。
注3) 尿量、身体活動度、体格、栄養状態、透析間体重増加を考慮して適宜調整する。
注4) 腹膜吸収ブドウ糖からのエネルギー分を差し引く。
注5) 高カリウム血症を認める場合には血液透析同様に制限する。

(慢性腎臓病に対する食事療法基準2014年版より)

割は、CKDの進行を抑制することであり、食事療法を厳密な内容にするよう指導するとともに、CKDステージ5に続く透析療法期（5D）における病態に不利にならないように配慮が求められる。

● CKDの食事療法では、たんぱく制限を意識するあまり食事の総摂取量が減少しエネルギー摂取量不足に陥ることがある。また、使用食品の偏り（動物性たんぱく質摂取量の減少）により、食事の質の低下（アミノ酸スコアの低下）などが生じやすい。低たんぱく食を通常の食品のみで実施することは困難な場合が多いので、食事管理や質的充実を図るために腎疾患用の治療用特殊食品を使用することが必須となる。腎疾患に利用可能な治療用特殊食品は、エネルギー調整食品、食塩調整用食品、たんぱく調整用食品に分類される。

①エネルギー調整食品（エネルギー量の調整）

患者さんのエネルギー必要量は、性別、年齢や生活活動の強度などによりで異なる。CKDでの基礎代謝量は、健常者とは差異があるとの報告があり、摂取エネルギーの処方にあたっては、患者さんの体重変化を観察しながら適正量となってい

るか否かを経時的に評価し，調整する必要がある。糖尿病では肥満防止・解消が一層重視される。肥満やメタボリックシンドロームは，心血管疾患のリスク要因であるため，CKDステージ1〜2の患者さんにおいては，エネルギー摂取過剰にならないように指導し肥満防止と解消に努める。維持透析患者さんでは，肥満度が高ければ高いほど生存率が高いという一般人口とは逆の結果が報告されている。CKDにおいては，ステージ1〜2の患者さんでの肥満は良くないが，ステージ4〜5の患者さんでは強いて痩せる必要性はないと考えられる。BMIは，22から24前後が望ましい。

　栄養状態の評価は，Dual energy X-ray absorptiometry（DEXA）やBioelectrical impedance法による方法もあるが，診察所見や体重，ヘモグロビン，血清アルブミン，トランスフェリンといった指標を経時的に追うだけでも評価は可能である。

　エネルギー調整用食品として，炭水化物（でんぷん類）を主成分とする食品，低甘味ブドウ糖重合体食品，中鎖脂肪酸製品，補食，間食として使用できる菓子・嗜好食品類がある。

● 炭水化物（でんぷん類）を主成分とする食品：炭水化物（でんぷん類）を主成分とする食品の特徴として，①たんぱく質含有量が少ない，②エネルギー量が高い，③ナトリウム・カリウム・リン含有量が少ない，④いろいろな調理方法が可能である，⑤いろいろな味付けになじむ，⑥アミノ酸スコアが高くなる，⑦グリセミック指数（食品ごとの血糖値の上昇度具合を間接的に表現する数値）が小さい，⑧中性脂肪が上昇しない，⑨消化吸収がよい，などがある。

　調理方法は，最近の製品では通常の食品とほとんど同様に調理が可能で，非常に扱いやすくなっている。米類，麺類，餅，粉類などの食品を主食として使用することにより，主食からのたんぱく質摂取量を減らすことが可能で，主食からのたんぱく摂取量を主菜に回すことができる。その結果，食事として充実するだけでなく，栄養学的に必須アミノ酸スコアを充実しやすくなる。米類・麺類は1日2〜3食使用すると，食事

療法は実行しやすくなる。餅は，焼く，茹でる，揚げる，煮るというように，様々な調理方法が可能であり，磯辺餅，雑煮，煮物の具などにも利用できる。粉類は揚げ物の粉として利用したり，お好み焼き，ケーキ，クッキーなどに加工し，間食としてエネルギー補充として利用しやすい。

● 低甘味ブドウ糖重合体食品：低甘味ブドウ糖重合体食品は，でんぷんを原料として加水分解し，さらに粉末化しマルトオリゴ糖を主成分としたもので，砂糖に比較し甘味が1/3〜1/7でたんぱく質は含まれていない。低甘味ブドウ糖重合体食品は，無味無臭，透明で水に溶けやすく，紅茶やコーヒーなどの飲料に混ぜたり，調味料の一つとして利用できる。中鎖脂肪酸製品は，炭素数が6〜12個の飽和脂肪酸からなるトリグリセリド（TG）の総称であり，液状や粉末状の製品がある。液状の中鎖脂肪酸製品は，いため油，ドレッシングなどの通常の植物性油脂と同様に使用できるが，天ぷらやフライなどの揚げ物に使用する場合には，通常の揚げ物温度（180℃）では発煙，泡立ちが起こるので，やや低めの温度（160℃前後）で使用するように指導する。粉末の中鎖脂肪酸製品は，ごはんや副菜，菓子に混ぜることができる。中鎖脂肪酸製品は，エネルギー調整に利用することは有効であるが，脂質の一つであることから，通常の油脂類と同様に動脈硬化性疾患の予防のためにも，1日脂質エネルギー比率は20〜25％とし，過剰摂取は避けるべきである。

● 補食，間食（菓子，嗜好食品）：補食や間食としてエネルギーを補うことも有効であるが，一般の食品ではたんぱく含有量の多い食品が多くあり，安易に使用することは避け，たんぱく質を抑えた菓子類，嗜好食品を使用するほうが良いとされている。

②水分摂取

尿の排泄障害がない場合には，水分は健常者と同様に自然の渇感にまかせて摂取して良いとされている。腎機能が低下してする場合には，水分の過剰摂取や極端な制限は行うべきではない。

③食塩調整用食品（食塩量調整）

　CKDの高血圧では食塩感受性が亢進していることが多く，減塩による降圧効果が期待できる。ACE阻害薬・ARBの効果を一層発揮させるには，減塩が有効である。CKD高血圧患者さんの食塩摂取量は，6g/日未満とするのが基本である。

● 塩分摂取：日本人の食塩平均摂取量は，11〜13g/日程度であり，厚生労働省では10g/日以下を推奨している。CKDでは，食塩の過剰摂取によりNaによる細胞外液の貯留を引き起こし，高血圧を来しやすい。『高血圧治療ガイドライン2019』（JSH2019）の減塩目標は6g/日未満である。CKDステージ1ないし2で，高血圧や浮腫，心不全などの体液過剰徴候を伴わない場合には，ある程度の食塩摂取量の増加は可能である。逆にステージ3以上，特に体液過剰徴候が出現しやすい末期腎不全（ESKD）では，より厳格な塩分制限が必要である。透析患者さん（ステージ5D）においては，腎におけるNaの調節能がないため，過度のNa摂取は口渇感が生じ，水分摂取の増加による体重増加につながる。無尿の症例では8gの食塩を摂取することにより，約1Lの水分が必要といわれている。つまり，透析患者さん，特に無尿や体重増加が著しい患者さんにおいては，ガイドライン以上に塩分は厳しく制限することが必要である。CKDのなかでも尿細管間質障害による腎障害時は，尿細管でのNa再吸収能が低下しており，食塩喪失性のパターンを示す患者さんについては，減塩食の適応ではない。塩分制限の対策として，外食は可能な限り控え減塩製品（しょうゆ，みそなど）の利用，柑橘系の酸味や香辛料を使用するなど，調理法の工夫を指導する。CKDステージ3以上では，塩分制限とともにたんぱく制限も必要である。

④カリウム（K）量調整

　CKDステージ4〜5の場合，アシデミア（酸血症）・アシドーシスの存在やACE阻害薬・ARBの使用，抗アルドステロン薬の使用により血清K濃度の上昇を来しやすい。血清K濃度が

6.0mEq/L以上を示す患者さんでは，1日量1,500mg以下のK摂取制限と高K血症治療薬投与が必要である。

⑤たんぱく調整用食品（たんぱく質量調整）

　尿蛋白量0.3〜0.5g/日以下に抑制されているCKDステージ1〜2での慢性糸球体腎炎患者さんでは，たんぱく質摂取量に関して特に介入の必要はない。しかし，薬物療法などによっても尿蛋白量の減少が不十分である場合には，過剰なたんぱく質摂取は避けるように指導すべきである。低たんぱく食療法を成功させ，さらに栄養障害を防ぐためには**表4-3**に示す要件をすべて満たす必要がある。通常の食品のみでたんぱく制限の食事療法を行うとエネルギー不足になるので，低たんぱくの特殊食品を日常の食事に取り入れる。

　たんぱく摂取量は，Maroniの式で推定できる。

　　Maroniの式：1日のたんぱく質量(g/日)
　　　＝[尿中尿素窒素量(mg/dL)×1日尿量(dL)＋31mg/kg×体重(kg)]×0.00625

● **低たんぱく調整食品**：CKDステージ3以上ではたんぱく制限食（0.6〜0.8g/kg/日）が必要となる。たんぱく質制限によるエネルギー摂取不足に対し，炭水化物や糖類・脂質などで十分に補う。エネルギー調整食品を利用する。たんぱく質の

● 表4-3　CKD患者さんに対する低たんぱく食事療法の要件

1. たんぱく質摂取量を腎機能低下抑制のための有効量(0.6〜0.8g/kg/日)まで減少させる
2. 炭水化物や脂質から十分にエネルギーを摂取する(脂質比率は20〜25%とする)
3. 食事全体のアミノ酸スコアを100に近づける 　1)主食(米飯，パン，麺など)で，でんぷん製品あるいはたんぱく調整食品を用いる 　2)たんぱく摂取源は，その60%以上を動物性食品とする

（CKD診療ガイド2009より）

制限を行うため，アミノ酸スコアの高いたんぱく質の摂取が必要である。アミノ酸スコアとは，「人間にとって理想の必須アミノ酸の量に対して，その食品の最も不足している必須アミノ酸（第一制限アミノ酸）の割合で算出される値」である。その値が100に近いものほど，良好な高たんぱく質食品である。肉や魚，乳製品など動物性たんぱく質のアミノ酸スコアはほとんどが100であり，それらを中心としたたんぱく質摂取を行う。一般的に，たんぱく制限食療法では，副食，すなわちおかずとなる肉・魚介類・卵類・大豆製品などのたんぱく源を中心に減量する。その反面，主食は増量するが，おかずの割合が減少するため患者さんにストレスを与え継続が困難となることが多い。低たんぱく調整食品には，主食系（米類，パン，麺類，餅，小麦粉など）と副食系（調理済レトルト食品）などがある。患者さんの嗜好や生活環境に合わせ選択する。一般に主食系の低たんぱく調整食品は通常のたんぱく量の1/2から1/25まで揃っており，これらを利用し魚介類や肉類などのたんぱく量を従来どおり保持することが可能となる。主食系の代替が困難な場合は，副食系の低たんぱく調整食品の利用を考慮する。しかし，レトルト食品が中心となり，献立のパターン化や味・食感に対する抵抗感から長期継続が困難となってしまうことがある。宅配業者も食事療法をサポートしているが，患者さん側の経済負担も少なくない。CKD進行を阻止するため低たんぱく調整食を活用するメリットは非常に大きい反面，患者さんの食事に対する価値観や嗜好，経済状況などに配慮した対応が必要である。

⑥健康食品（微量栄養素補助食品）

　CKD患者さんにとって食事療法は重要である。病期や原疾患に合わせた適切な食事療法（カロリー，たんぱく制限，塩分制限，バランスの良い食品構成）は，害になるほどの栄養不足にはならず，基本的には特別にサプリメントとして補充しなくてもよい。昨今の健康ブームから，患者さんは良いと思っ

て食べた物や摂取したサプリメントが，CKDの直接的原因や進展因子となりうることもあるため注意が必要である。また，その物質によっては，CKDの進展以前にその代謝異常から体内に蓄積し有害な作用をもたらす可能性もある。特に，カリウム，カルシウム，リン，マグネシウムなどの含有量には注意が必要である。微量元素（銅，鉄，マンガン，亜鉛など）も無理に摂取しないのが基本である。ただし，亜鉛（Zn）欠乏による味覚障害や貧血などの場合は補充する。CKD進展予防の観点からは，貧血の改善によるCKDの進展抑制の可能性もいわれており，CKDガイドラインの治療目標値を参照して治療に当たることが望ましい。保存期を含めたCKD患者さんでは，心筋や骨格筋でのATP産生に関わるカルニチンやコエンザイムQ10の欠乏に対し補充することにより，貧血や筋痙攣，心収縮力などが改善するとの報告がみられる。長期的な有用性や一定の見解は，いまだ明らかではないが，透析患者さん用のサプリメントも多く出ており，適切な指導のもとで併用することは患者さんのADL（Activities of daily living: 日常生活動作）向上につながる可能性がある。

⑦喫煙とCKD

　喫煙継続群は，禁煙群や非喫煙群に比べ透析導入率が高いとされている。その原因は，主にタバコの煙に含まれるニコチンや一酸化炭素（CO）の影響とフリーラジカル（活性酸素種）による影響など多岐にわたると考えられる。喫煙は，血圧上昇や酸素欠乏，動脈硬化などを招き，心腎連関からも様々な面でCKDを悪化させると考えられる。さらに，CKD患者さんでは心血管疾患の発生率が高く，この予防的な意味合いからも禁煙は重要である。

●表1-6　純アルコール約20g（1単位）に相当する酒量（再掲）

お酒の種類	お酒の量	アルコール度数
ビール	500mL	5%
日本酒	1合＝180mL	15%
ウイスキー	ダブル1杯　60mL	43%
ワイン	小グラス2杯　200mL	12%
チューハイ	350mL	7%
焼酎	コップ半分　100mL	25%

(参考：Asahi 人とお酒のイイ関係)

⑧アルコール（飲酒）とCKD

　アルコールによるCKDの増悪は報告されておらず，飲酒自体はCKD患者さんにおいて禁止の必要性はないと考えられる。しかし，一般的な適正飲酒量がCKD患者さんにも適応される。一般的な適正飲酒量は，純アルコール（エタノール）量として，男性では20〜30g/日以下，女性では10〜20g/日以下が好ましいと考えられる。1日飲酒量の上限は2単位/日までとし，1週間に2日は飲酒しない日（いわゆる休肝日）を設けることが望ましい。日本では，日本酒1合に含まれる純アルコール量を基準に純アルコール20gを含む酒量を1単位と定めている（表1-6再掲）（第1章30頁参照）。

◆運　動

　CKDの各ステージを通して，十分な睡眠や休養は重要であるが，特に運動制限の必要性はないとされており，無理のない「適度な運動」はするほうが良いと考えられる。過度な運動は，健常者であっても急性腎障害（AKI）を起こすことがあり，CKD患者さんにおいては特に注意が必要である。しかし，極端な運動制限による体力の低下はQOL（Quality of life: 生活の質）を損なう可能性がある。急性増悪期を除いては，「適度な運動」により体力を保持することも重要と考えられる。「適度な運動」の具体的な指標としては，日本腎臓学会が定めた

日常の生活の具体的な生活指導区分をAからEに分けたガイドラインが参考になる（**表4-5**）。また、この区分を慢性腎炎の進行程度や病状にあてはめた基準を**表4-6**に示す。

●表4-5　成人の生活指導区分

指導区分	通勤/通学	勤務内容	家事	学校生活	家庭／余暇活動
A 安静 （入院/自宅）	不可	勤務不可 （要休養）	家事不可	不可	不可
B 高度制限	30分程度 （短時間） （できれば車）	軽作業, 勤務時間制限, 残業・出張・夜勤不可（勤務内容による）	軽い家事 （3時間程度） 買い物 （30分程度）	教室の学習授業のみ　体育は制限部活動は制限ごく軽い運動は可	散歩 ラジオ体操程度
C 中程度制限	1時間程度	一般事務, 一般手作業や機械操作では深夜, 時間外勤務, 出張は避ける	専業主婦育児も可	通常の学生生活軽い体育は可文化的な部活動は可	早足散歩自転車
D 軽度制限	2時間程度	肉体労働は制限それ以外は普通勤務, 残業・出張可	通常の家事軽いパート勤務	通常の学生生活一般の体育は可体育系部活動は制限	軽いジョギング卓球,テニス
E 普通生活	制限なし	普通勤務制限なし	通常の家事パート勤務	通常の学生生活制限なし	水泳,登山,スキー,エアロビクス

（日本腎臓学会編：腎疾患の生活指導・食事療法ガイドラインより）

●表4-6　慢性腎炎の生活指導基準

期	蛋白尿 1g/ 日未満		蛋白尿 1g/ 日以上		CKDの病期ステージ
	高血圧(−)	高血圧(+)	高血圧(−)	高血圧(+)	
腎機能正常	E	E	E	D	1
腎機能軽度低下 (Ccr 71〜90mL/分)	E	D	D	C	2
腎機能中等度低下 (Ccr 51〜70mL/分)	D	D	D	C	2〜3
腎機能高度低下 (Ccr 31〜50mL/分)	D	C	C	C	3〜4
腎不全期 (Ccr 11〜30mL/分)	C	C	C	B	4〜5
尿毒症期 (透析前〜Ccr 10mL/分)	B	B	B	B	5

（日本腎臓学会編：腎疾患の生活指導・食事療法ガイドラインより一部改変）

薬物療法（血圧・血糖・脂質のコントロール）

　高齢者は，多くの薬剤を複数の医療機関から同時に処方されていることが多く，多剤服薬状態になり副作用が心配されている（ポリファーマシー）。ポリファーマシーとは，単に薬剤数が多いこと（多剤服用）ではなく，薬物有害事象のリスク増大，服薬過誤，服薬アドヒアランスの低下などの問題につながる状態を指す。そこで，お薬を一括管理し副作用を防ぐ"かかりつけ薬剤師"制度やお薬手帳の活用が叫ばれている。

◆ステージ別（1〜5）薬物療法

　CKDのステージ1〜2では，可逆性を期待して原疾患の治療を行う。ステージ3以降は，非可逆的となった腎障害の進行を遅らせることが目標となる。ステージ4以降は，腎不全による合併症の治療を重点的に行う。ステージ5では，腎代替療法の適切な導入が中心となる。

①CKDステージ1

　腎臓に悪影響を及ぼす可能性のあるものを極力除去する。過剰な利尿薬投与による脱水状態，不適切な降圧薬の投与による過降圧・糸球体濾過の低下やNSAIDsによる腎血流量の低下にはよく遭遇する。アミノグリコシド系抗菌薬やヨード造影剤など腎毒性のある薬物を中止する。

　みかけ上のeGFRを悪化させる薬物投与（シメチジン，トリメトプリム，セフォキシチン，フルシトシンなど）の有無にも注意する。

②CKDステージ2〜3

　腎機能障害の進行には糸球体高血圧が関与している。残存する糸球体は代償性に肥大し，単一ネフロンへの負荷は増大している。ACE阻害薬・ARBは，糸球体内圧を低下させることで腎保護作用を発揮する。これまでの多くの大規模研究において，CKDの増悪傾向を緩やかにすることが報告されている。

尿蛋白は0.5〜1.0g/日以下あるいは，投与前の60％以下を目標とする。血圧は診察室血圧130/80mmHg未満，家庭血圧125/75mmHg未満を目標する。ACE阻害薬やARBを投与すると，血清クレアチニン（s-Cr）の上昇や高K血症がみられることがある。s-Cr値の上昇は，おおむね1〜2ヵ月で30〜35％の上昇にとどまり安定するならば許容範囲である。尿蛋白のない（少ない）尿細管間質性疾患では，腎機能低下を直接的に遅らせる薬物はないとされている。

　脂質異常症もCKDの増悪因子と考えられている。多くのPleiotropic effect（多面発現効果）をもつスタチンは，LDL-Cの低下とともにCKDの進行を抑制する可能性がある。

③CKDステージ3〜4

　将来の血液浄化（透析）療法や腎移植が必要になる時期を最大限先送りすることが主眼となる。原疾患や合併症，末期腎不全（EKSD）という病態に対する可能な限りの集学的治療法を行う。s-Crの逆数の傾きが腎機能低下速度を示すと考えられること（Mitchら[1]）から，薬物療法を修正したり手術などのイベントがあるごとに計算し評価する。

④CKDステージ4〜5

　これまでの治療を継続していくことに加え本人や家族に腎代替療法の十分な説明を行い，より良い選択をしていただくことが重要である。最初に腹膜透析や腎移植を考えるならば，残存腎機能の維持の面から，早めに腎臓専門医に紹介すべきである。

⑤CKDステージ5

　ループ利尿薬の効果も薄れ，浮腫のコントロールができなくなる時期である。多種の降圧薬を併用しても降圧が不十分であったり，エリスロポエチン製剤（ESA）投与によっても改善できない腎性貧血がみられる。薬物治療の限界を見極め，

腎代替療法を円滑に導入できるようマネージメントする。

◆合併症のある場合の薬物療法

　CKDには様々な合併症がみられることから，細かな対応が求められる。CKDそのものが心血管疾患（CVD）の独立したリスクファクターであると考えられており，CKD の治療がCVDの新規発症や進展の阻止にもつながる。

①高血圧・浮腫

　高血圧はCKDの原因となり，CKDは高血圧を招く。降圧の程度と腎機能の低下速度には，明らかな相関が認められている（図5-1）。血圧管理目標は，診察室血圧130/80mmHg未満で，家庭血圧125/75mmHg未満である。高血圧に起因する腎硬化症では，急減な降圧が腎機能障害を来すことがあり，緩徐な降圧を心がける。特に高齢者では重要である。

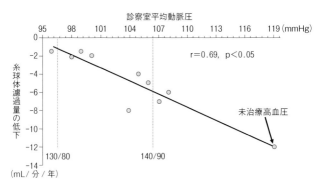

■図5-1　GFRの低下速度と到達した診察室血圧値の関係（メタ解析）
高血圧患者を対象とした臨床試験，ならびに未治療高血圧患者における平均動脈圧とGFR変化量との関係における相関性を示している。
（Bakris GL, et al. Am J Kidney Dis 2000; 646-661. より引用，改変）
（CKD診療ガイド2012より）

水分やナトリウム（Na）の過剰による浮腫がある場合には，食事のNa制限と利尿薬によって降圧を図る。

②高カリウム（K）血症

腎機能が低下しても遠位尿細管内の尿流量が保たれ，アルドステロンが作用していれば血清Kは上昇しにくい。高K血症は，乏尿の場合や過度のK摂取，腫瘍崩壊，ACE阻害薬やARBの投与などでみられる。原因の除去が重要であるが，高K血症に対しては陽イオン交換樹脂（ポリスチレンスルホン酸Na，ポリスチレンスルホン酸Ca）の投与が有効である。

③代謝性アシドーシス

代謝性アシドーシスの是正は，高K血症に対しても有効である。管理目標は特に設定されていないが，通常は炭酸水素Na（重曹）の投与が行われる。

④低カルシウム（Ca）血症，高リン（P）血症，骨ミネラル代謝異常

GFRが30mL/分/1.73m²未満では，高P血症に対してリン吸着薬が必要となる。K/DOQIガイドラインの血清Pの管理目標として，ステージ3〜4で2.7〜4.6mg/dL，ステージ5で3.5〜5.5mg/dLが推奨されている。最もよく用いられる沈降炭酸カルシウムは，食事中のリンを吸着するので，食事の最中に内服するのが効果的である。

活性型ビタミンD₃製剤（前出，60頁参照）を併用する場合は，高Ca血症や異所性石炭化に注意が必要である。CKDステージ5Dについては，日本透析医学会『透析患者における二次性副甲状腺機能亢進症治療ガイドライン』により，Ca，P，iPTHの管理目標が設定されており参考にする。

＊CKD-MBD（慢性腎臓病に伴う骨・ミネラル代謝異常）とは？
これまで，腎機能の低下による二次性副甲状腺機能亢進症の観点から骨疾患として腎性骨異栄養症（Renal osteodystrophy: ROD）として考えられてきた。しかし，近年こうした異常は骨病変だけでなく血管の石灰化なども促進し生命予後を悪化させることから全身疾患として捉えられCKD-MBDと総称されている。

⑤腎性貧血

　腎性貧血はGFRがおおよそ50〜60mL/分/1.73m²未満になると出現してくる。多くの腎性貧血には，エリスロポエチン（エポエチンα・β，ダルベポエチンα，エポエチンβペゴルなど）の投与が有効である。最近は，ダルベポエチンαのバイオセイム（Authorized generic: AG），バイオシミラーが発売（もしくは，予定）され，HIF-PH阻害薬＊（経口）も注目されている。2015年版日本透析学会『慢性腎臓病患者における腎性貧血治療ガイドライン』では，保存期腎不全患者さんの目標（腹膜透析患者さんも同じ）Hbは11g/dL以上・13g/dL未満を推奨し，血液透析患者さんでは10〜11g/dLに維持することを目標としている。

＊HIF-PH阻害薬とは？
生体にとって通常の酸素量の変化では，HIF（低酸素誘導因子）が一過性に分泌されても，HIF-PH（低酸素誘導因子プロリン水酸化酵素）により急速に分解されるため，造血系に問題は起こらない。しかし，高度の低酸素状態や高地のような生活者ではHIF-PH阻害薬を服用すると，HIFは分解されず安定化しエリスロポエチン（EPO）の産生増加と鉄利用の効率が向上し，赤血球の産生が増加すると考えられている。腎性貧血に対する経口薬として期待される。

⑥脂質異常症

　脂質異常症の治療によりCKDの進展が抑制される可能性がある。スタチンには，蛋白尿や微量アルブミン尿の改善効果が確認されている。日本腎臓学会の管理目標は，LDL-C 120mg/dL未満であるが，CKD患者さんによくみられる高中性脂肪(TG)

血症については，CVDの発症並びに再発の抑制に有用な可能性がある。

⑦糖尿病

糖尿病性腎臓病（DKD）の発症・進展抑制には，厳格な血糖管理が重要である。血糖管理目標はHbA1c 7.0%未満である。CKDステージ3～5では赤血球の寿命が短く，貧血の進行とともにエリスロポエチンを投与することがあるため，体内の新生赤血球の割合が多くなる。結果としてHbA1c値は低めに測定されることから，透析患者さんにおける血糖コントロールの指標として，グリコアルブミンが有用である。

◪第一選択薬について（降圧薬，糖尿病用薬など）

CKDに対する薬物選択の際は，腎機能に応じた減量や投与間隔の延長を考えなければならない。また，副作用に腎機能障害のある薬物は，投与を避けるのが原則である。

①降圧薬

降圧薬選択の手順を図5-2に示す。第一選択薬であるACE阻害薬やARBは糖尿病性腎症のみならず，非糖尿病性腎疾患であっても腎保護効果が期待できる。投与によりs-Crが前値の30%以上上昇したり，1mg/dL以上の上昇が見られる場合，血清Kが5.5mEq/L以上になる場合は薬剤を中止し腎臓専門医に相談する。ACE阻害薬やARBのみで十分な降圧が得られない場合は，Ca拮抗薬（CCB）や少量の利尿薬の併用を考える。その他，β遮断薬，α遮断薬，中枢性交感神経遮断薬は，CKDに対するエビデンスが十分でないが，降圧そのものはCKDの進行に対して有利に働くため併用できる。しかし，アテノロールなど一部のβ遮断薬には腎排泄性のものがあり，投与の際は注意が必要である。

ステージ5D（血液透析患者さん）では，血圧コントロール

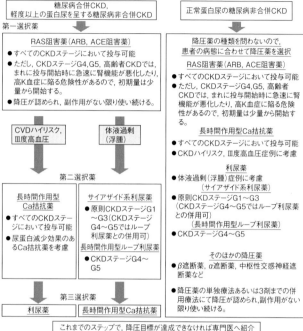

■図5-2　CKD合併高血圧に対する降圧薬の選択

(CKD診療ガイド2012より)

が困難な場合があり，透析日と非透析日で降圧薬の処方を変えるなどの工夫をする必要がある。

②糖尿病用薬

経口糖尿病薬は腎排泄性の薬剤が多い。低血糖予防の観点から，スルホニル尿素（SU）類の投与には注意が必要である。腎機能低下とともにインスリンの半減期は延長する。CKDステージ3～5では，ビグアナイド薬（メトホルミン塩酸塩，ブホルミン塩酸塩）による乳酸アシドーシス，チアゾリジン薬（ピ

オグリタゾン）による浮腫，心不全増悪の可能性がある。腎機能障害の進んだ患者さんの血糖管理のためには，比較的早期からインスリン治療を導入することが望ましい。

③抗高脂血症薬

強力なLDL-C減少効果のあるスタチンは，主に胆汁排泄であり（プラバスタチンは他剤に比して腎排泄の割合が高い），第一選択薬である。CKDステージ3以上では，横紋筋融解症の発症が危惧され注意が必要である。スタチンにはネフローゼ症候群に投与されるシクロスポリンとの薬物相互作用があり，ピタバスタチンとロスバスタチンは併用禁忌である。プロブコールとコレスチラミンは腎機能障害の場合にも，通常量が投与できる。フィブラート系薬剤は中性脂肪減少効果が強いが，腎不全透析（CKD5D）患者さんでは禁忌となっている。イコサペント酸エチル（EPA）も中性脂肪低下が期待でき，腎機能障害患者さんにも投与可能である。

④非ステロイド性抗炎症薬（NSAIDs）

アラキドン酸代謝における作用点の違いから，腎臓に対して安全と考えられていたCOX-2阻害薬（セレコキシブ）でも腎機能障害を起こすことがある。解熱鎮痛が必要な時は，アセトアミノフェンを少量投与する。NSAIDsのほとんどが，血中の蛋白結合率が90％以上であり，透析による除去は期待できない。

⑤抗菌薬

抗菌薬の多くは腎排泄性であるため，各薬剤の添付文書などを参考に，投与を計画する。特に，アミノグリコシドやバンコマイシンを投与する際には，薬剤血中濃度をモニタリングする。

⑥高尿酸血症薬

アロプリノールは，腎機能低下患者さんへの投与でStevens-Johnson症候群，無顆粒球症，過敏性血管炎などの副作用の頻度が高くなる。ベンズブロマロンは1日2L以上の利尿と尿のアルカリ化（尿pHの目標は6.2～6.8）を行わないと，尿細管内に尿酸結石の集積が起こり，腎機能障害を来すことがある。したがって，尿量を確認しつつ十分な水分の摂取が勧められる。

⑦H₂受容体拮抗薬

腎排泄性であり，通常量の投与で精神症状や顆粒球減少，汎血球減少などが出現することがある。

⑧抗悪性腫瘍薬

抗悪性腫瘍薬も腎排泄性のものが多く，各薬剤の添付文書などを参考に投与を計画する。

● カルボプラチンは，「Calvertの式」を用いて投与量を決定する。

Calvertの式：

カルボプラチン投与量（mg/body）＝血中濃度時間曲線下面積（AUC，mg/mL・min）×（eGFR＋25）

◆薬物療法の開始時期について

多くの基礎実験や大規模臨床研究により日本腎臓学会の提案する薬物目標を図5-3に示す。

①降圧薬：ハイリスク群の階段から末期腎不全（ESKD）まで，血圧管理は重要である。すでにステージ1以降に進行しているならば，全身血圧と糸球体内圧の両者を考えた降圧薬の選択により治療を行う。

②糖尿病用薬：CKDのいずれの時期においても血糖管理は重要である。腎機能の悪化に伴い経口糖尿病薬からインスリン治療への切り替えを行う。

③抗高脂血症薬：脂質代謝異常はハイリスク群から治療の

対象となるが，脂質管理と腎障害の進展予防には十分なエビデンスが少ない。

難治性ネフローゼ症候群にLDLアフェレーシスが奏功する患者さんをしばしば認めることもあり，高LDL-C血症を治療することは有益であると考えられる。

④貧血改善：貧血そのもののもたらす組織の低酸素状態は，低酸素に耐性の低い尿細管間質を障害する。尿細管間質障害は，さらにエリスロポエチン産生細胞に障害を与え，エリスロポエチンの産生低下につながり悪循環となる。

・CKDステージ1～2では腎性貧血は起こりにくいので，この時期の貧血は他の原因を鑑別し治療にあたる。

・CKDステージ3以上に増悪すると，腎性貧血を呈する患者さんが増加する。

＊早期のエリスロポエチン（Erythropoetin stimulating agents:

CKD病期	生活習慣改善	食事指導	血圧管理	血糖値管理	脂質管理	貧血管理
ステージ G1 A2 G1 A3	禁煙 BMI<25	高血圧があれば 減塩6g/日未満	130/80mmHg 以下	HbA1c 6.9% (NGSP値)未満	LDL-C 120mg /dL未満	腎性貧血以外 の原因探索
ステージ G2 A2 G2 A3						
ステージ G3a A1 G3a A2 G3a A3		・減塩6g/日未満 ・たんぱく質制限食 (0.8～1.0g/kg体重/日)				・腎性貧血以 外の原因探索 ・Hb 10～12g /dL
ステージ G3b A1 G3b A2 G3b A3						
ステージ G4 A1 G4 A2 G4 A3		・減塩6g/日未満 ・たんぱく質制限食 (0.8～1.0g/kg体重/日) ・高K血症があれば摂取制限				
ステージ G5 A1 G5 A2 G5 A3						

■図5-3　CKDステージによる治療目標

＊蛋白尿1g/gCr以上は125/75mmHg

（CKD診療ガイド2012より）

ESA）投与は，CKDの進行を阻止すると考えられており，2015年版日本透析医学会『慢性腎臓病患者さんにおける腎性貧血治療のガイドライン』の治療管理目標（保存期腎不全および腹膜透析のHbは11g/dL以上・13g/dL未満，血液透析患者さんのHbは10〜11g/dLに維持）を見据えて，ESAの投与を開始する。エリスロポエチン投与による造血促進により，鉄欠乏性貧血も合併しやすくなる。鉄補充療法の開始基準は，トランスフェリン飽和度（TSAT*）20％以下，血清フェリチン濃度100ng/mL以下とする。

> ＊TSAT(%) ＝ 血清鉄(μg/dL) ÷ 総鉄結合能(μg/dL) × 100

⑤カリウム（K）・アシドーシス治療：高K血症は，CKDステージ3頃より顕性化することが多い。食事制限で是正できない場合は，ポリスチレンスルホン酸Na，ポリスチレンスルホン酸Caなどの陽イオン交換樹脂投与の開始となる。代謝性アシドーシスは，尿細管性アシドーシスなどを除けばステージ4付近から修正が必要となる場合が多い。重炭酸（HCO_3^-）を補うべく炭酸水素ナトリウム（重曹）が投与される。

⑥カルシウム・リン調節：CKDステージ3の頃からCa・P代謝が乱れ，二次性副甲状腺機能亢進症が始まる。低Ca血症・高P血症に対しては，沈降炭酸カルシウムの投与を開始する。コントロールできない副甲状腺ホルモンに対しては，異所性石灰化や動脈硬化性病変などに注意しながらビタミンD製剤を投与する。CKDステージ5Dでは，カルシウムを含有しないセベラマー塩酸塩内服や静注で使用するマキサカルシトールが投与可能である。

⑦尿毒症物質除去：CKDステージ4〜5を中心に，経口投与で尿毒症物質を除去できる球形吸着炭素製剤（AST-120）が投与されている。本邦でもeGFR低下速度を和らげる効果が報告されており，より早期のCKD患者さんでの服薬が効果的であることが示されている。

◆目標値の設定

　CKDの治療の目的は，末期腎不全（EKSD）への進展を抑制するとともに，心血管疾患（CVD）の発症抑制にある。そのために血圧，血糖，脂質のコントロールを行うことは重要である。

　①血圧：国内外の疫学研究によって，CKD患者さんの降圧目標として診察室血圧130/80mmHg未満が示されている。尿蛋白量と腎機能低下の関係も明らかになっている。尿蛋白が多ければ，腎機能低下の速度が増すことにより，以前から1日1g以上の尿蛋白を認める患者さんの降圧目標は125/75mmHg未満とすることがある。

　降圧のためには，薬物療法を行う前提として一般療法の徹底が重要である。一般療法には，運動療法と食事療法があり，CKD患者さんでは食事療法の指導が必須である。減塩は，1日6g未満とすることが推奨されている。

　CKD患者さんにおける降圧治療の第一選択薬は，RAS阻害薬（ACE阻害薬・ARB）である。RAS阻害薬には，尿蛋白減少効果や腎機能低下抑制効果といった，腎保護作用が認められており，CKD患者さんの降圧には，RAS阻害薬を中心とした治療を行う。

　②血糖：糖尿病性腎症における血糖管理目標は，HbA1cで7.0％未満を目標とする。糖尿病性腎症に合併した高血圧には，RAS阻害薬の使用を第一選択薬とする。

● 糖尿病性腎症を基礎疾患としたCKD（CKD with diabetes）あるいは，糖代謝異常を合併したCKDでは，心血管系合併症発症のリスクが高いため，定期的なモニタリングとアスピリンの投与などの予防措置を講じることが重要である。

● 血糖管理のために，インスリン治療を躊躇ってはならない。腎機能が低下している患者さんで，血糖管理が不十分である場合には，経口糖尿病薬よりもむしろインスリン治療を積極的に行う。血糖コントロールの評価には，HbA1cまたはグリコアルブミンを使用するが，貧血や低アルブミン血症が併存

している場合には，血糖値を正確に反映しないことがある。腎機能が低下して貧血を来している場合やネフローゼ症候群の場合には，血糖値の評価に注意を要する。

③脂質異常：CKDに合併した脂質異常の治療は，LDL-C値で100mg/dL未満を目標とする。スタチンは比較的安全性が高く，そのコレステロール低下に対する効果も確実である。CKD患者さんにおける高LDL-C血症の治療は，スタチンを基本とする。さらに，スタチンとエゼチミブの併用が勧められる。＊スタチンには，尿蛋白減少効果をはじめとした腎保護効果についての報告がある。高LDL-C血症が心血管イベントのリスクである一方で，高度な腎機能障害患者さんにおいては低HDL-C血症が，生命予後の規定因子であることも報告されている。

＊フィブラート系薬剤の使用は，腎機能低下の患者さんあるいは，スタチンの併用で横紋筋融解のリスクが増大するため，CKD患者さんへの使用は注意を要する。もしくは，禁忌である。

◆腎機能低下時に注意する薬剤

腎機能が低下している患者さんでは，腎排泄性の薬剤は血中濃度が高くなり，薬剤の副作用が生じやすくなる。CKD患者さんにおいては通常複数の薬剤を使用することが多いため，さらなる腎機能の障害，薬物相互作用，副作用が生じやすい。腎機能を正確に評価し，副作用のモニタリングや投与量の減量を行いながら使用する必要がある。

①RAS阻害薬：CKD患者さんでは，腎機能が高度に低下していてもRAS阻害薬の積極的な使用を考慮するが，その際には有害事象が生じやすいために注意が必要である。糖尿病や高齢のCKD患者さんでは，RAS阻害薬の使用によって腎機能の低下や高K血症のリスクがある。したがって，投与中はこれらの注意深いモニタリングが重要であり，また開始時は低用量からとすることが大切である。

＊腎機能の低下に関しては，30％までの低下までは許容する
としているが，腎機能が急激に低下してきた場合は，腎臓専
門医に相談することが望ましい。高K血症についても，5.5mEq/
L程度までは，陽イオン交換樹脂や炭酸水素ナトリウム（重曹）
を使いながら対応することが可能であるが，それ以上に上昇
する場合には腎臓専門医による治療が勧められる。

＊高度な腎機能低下患者さんでは，ACE阻害薬とARBの併用
は避ける。

　②抗菌薬：抗菌薬には腎排泄性と胆汁排泄性（肝代謝性）
があるが，多くの抗菌薬は腎排泄性である。そのため，腎機
能低下の患者さんでは減量または投与間隔の延長が必要となる。

＊治療域の狭い薬剤を使用する際には，薬剤血中濃度モニタ
リング（TDM: Therapeutic drug monitoring）を行う。TDM
を行うべき代表的な薬剤として，ジゴキシンやアミノグリコ
シド系抗菌薬などがあげられる。

＊不適正な抗菌薬の服用は，薬剤耐性をつくる原因となるため，
十分な服薬指導が必要である。

＊抗菌薬には，それ自体で腎障害が生じる場合がある（薬剤
性間質性腎炎，急性尿細管壊死など）。CKD患者さんに，薬剤
性腎症が合併した場合には，腎機能のさらなる低下を来すこ
とがあるため，抗菌薬の使用に際しては，十分な注意とモニ
タリングが必要である。

　③NSAIDs：NSAIDsの使用は疼痛に対する対症療法であり，
理解が得られればCKD患者さんには使用を避けることが望ま
しい。しかしながら，疼痛管理は患者さんが最も望む治療の
一つであり，使用が不可避な場合もある。CKD患者さんに
NSAIDsを投与すると，さらなる腎機能の悪化を招く場合があ
ることを十分に説明する。

＊NSAIDsの腎障害のリスクを増大させる因子として，脱水，
利尿薬や造影剤の使用，高齢者，高血圧などがあげられる。

＊COX-2選択的阻害薬（セレコキシブ）は，比較的腎障害が
少ないNSAIDsとして期待されていたが，非選択性NSAIDs

と比較しても腎障害の程度はあまり変わらないことがわかってきた。

・スリンダクは比較的腎障害が少ないとされているが，腎障害を生じないということではない。

　④造影剤：造影剤は最も腎障害を来しやすい薬剤の一つとして知られており，腎障害がなくても，1〜6％に造影剤腎症（Contrast induced nephropathy: CIN）（慢性間質性腎炎：造影剤使用後24時間でs-Cr値が25％以上上昇）を発症するといわれている。CKD患者さんにおいては，軽度の血清クレアチニン値の上昇を含めると相当数の造影剤腎症が生じ，CKDステージの5患者さんではほぼ必発となる。

＊造影剤腎症のハイリスク因子として，CKD，糖尿病（腎症），脱水，高齢者，心不全，利尿薬の使用などがあげられる。造影剤を使用する前には，eGFRやクレアチニンクリアランス（Ccr）で必ず腎機能の評価を行い，患者さんにインフォームドコンセントを行うことが重要である。

＊造影剤腎症の予防には，十分な輸液（Half saline）による利尿が重要である。しかし，造影剤使用後に利尿を目的として，利尿薬を使用することは腎障害のリスクを増大させる。CKD患者さんにMRIでのガドリニウム造影剤の使用はNSF（腎性全身性線維症：Nephrogenic systemic fibrosis）発症のリスクがあり，高度の腎障害患者さんには禁忌である。

＊透析を行っていないCKD患者さんに，造影剤使用後に予防的に透析を行うことには，造影剤腎症の予防効果がないだけではなく，透析を行うこと自体のリスクがあり基本的には行わない。

◆腎機能低下時の使用禁忌薬剤

　腎機能障害患者さんでは，薬剤の排泄が低下するため副作用が生じる可能性が高くなる。CKD患者さんに薬剤を使用する際には薬剤の排泄経路を考慮し，腎排泄薬ではCcrや

eGFRなどにより，必ず腎機能を評価し使用の可否を決めることが必要である。

①CKDステージ１〜２：腎機能が低下していないCKD患者さんにおいては，禁忌薬剤としての指定は少ない。ネフローゼ症候群では，腎機能が正常であってもNSAIDsや利尿薬の使用によって腎機能を低下させる可能性があるため，注意が必要である。

降圧薬：選択的アルドステロン受容体拮抗薬のエプレレノンは，微量アルブミン尿または，蛋白尿を伴う糖尿病性腎症患者さんで高K血症を生じる場合があるため，腎機能が正常であっても禁忌である。

②CKDステージ３〜４（以上）：腎機能が軽度から中等度に障害されている場合には，薬剤の蓄積性や腎障害の生じる頻度により，禁忌薬剤が示されている。経口糖尿病薬のメトホルミンは，以前から乳酸アシドーシスを起こすことが知られているが，CKD患者さんでは軽度の腎障害患者さんでも禁忌である。さらに，相互作用として，造影剤との併用は腎機能正常者であっても禁忌となっている。このことは，造影剤の使用によって腎症が生じる際に，乳酸アシドーシスを生じる可能性があるためである。

＊スルホニル尿素（SU）類は，重篤な腎機能障害患者さんでは低血糖が生じる可能性があり，禁忌となっている。高度に腎機能が低下した患者さんの血糖コントロールはインスリンを使用することが基本である。

＊脂質異常症の治療薬のなかでも，中性脂肪（TG）を低下させる作用のあるフィブラート系薬剤はs-Cr値によって禁忌を定めている。ベザフィブラートはs-Cr2.0mg/dL以上，フェノフィブラートは2.5mg/dL以上で使用禁忌となっている。

＊CT検査に用いられるヨード造影剤は，重篤な腎疾患のある場合にはさらなる腎機能の低下を来すため，原則禁忌となっている。しかしながら，心臓カテーテルによる治療時など，造影剤使用の有益性が高い場合には，十分なインフォームド

コンセントのもとに使用されることもある。その際には十分な利尿を図ることが重要である。

＊MRI検査に用いられるガドリニウム造影剤も，重篤な腎疾患のある場合には原則禁忌となっている。これは，高度の腎機能障害患者さんでガドリニウム造影剤を使用した後に腎性全身性線維症（NSF）の発症が報告されているためである。NSFとガドリニウム造影剤の関連についての詳細は，日本腎臓学会と日本放射線学会から合同で発表されているガイドラインを参照されたい。eGFRが30mL/分/1.73m^2未満の患者さん（透析患者さんを含む）ではNSF発症の危険性が高いとされているため，ガドリニウム造影剤の使用は極力避け，非造影MRI検査や単純CT検査，超音波検査などの検査で代替すべきである。

＊下剤として頻用されている酸化マグネシウムは，長期投与により体内にマグネシウム（Mg）が蓄積することがある。特に腎機能障害患者さんでは，Mgの排泄遅延が生じ，マグネシウム中毒が起こりやすい。腎機能障害患者さんにはMgを含有していない下剤を使用する。

＊アルミニウムを含有するスクラルファートや水酸化アルミニウムゲル製剤は，透析患者さんに長期投与するとアルミニウム脳症を起こす危険性があるため禁忌である。

＊CKD患者さんの多くは降圧薬を内服しており，そのなかでも頻用されているACE阻害薬やARBといったRAS阻害薬の使用は，高K血症を来すことがある。

＊選択的アルドステロン受容体拮抗薬のエプレレノンは，CKD患者さんでは高K血症を発現しやすい。そのため，中等度以上の腎機能障害（Ccr 50mL/分未満）の患者さんには禁忌となっている。また，高K血症（5.0mEq/Lを超えている）を来している患者さんにも，その使用は禁忌である。

＊骨粗鬆症の治療薬であるビスホスホネートは潜在的な腎毒性を有しており，腎機能が低下している患者さんでは排泄障害が生じるため，その使用には注意が必要である。リセドロ

ン酸ナトリウムは，CKDステージ4相当（Ccr 30mL/分未満）
では禁忌となっている。
＊その他にも腎機能障害患者さんにおける禁忌薬剤は，数多
く存在する。特に，腎排泄性の薬剤をCKD患者さんに使用す
る際には，添付文書などを参照したうえで，禁忌薬剤である
かどうかを確認する必要がある。

第6章
CKD ステージ5Dの管理

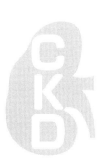

　治療法には，血液透析療法と腹膜透析療法があり患者さん・家族に各々の治療法の原理・適応・長所・短所を説明し，患者さんの意思に沿った形で治療法を選択する。しかし，緊急時で患者さんの意思決定がなされない場合には，家族に説明したうえで医療側が良いと思われる治療をまず開始し，症状が安定したところで治療法を選択することがある。

◆血液透析 (Hemodialysis)

● 原理（図6-1）：血液をバスキュラーアクセス（内シャント）から体外に循環させ，半透膜であるダイアライザーを介して行う血液浄化療法である。半透膜を通し，限外濾過による体

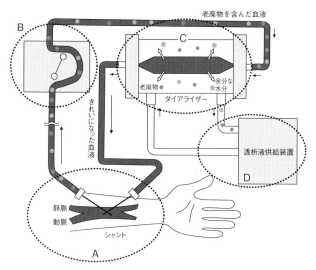

■図6-1　血液透析の原理

液除去と透析液－血液間の溶質濃度差による拡散を利用して，体液量の調整，尿毒症物質の除去，電解質の補正，代謝性アシドーシスの是正を行う。維持療法では，通常1回4時間，週に3回血液透析を行う。

● 適応：体外循環に耐えうる腎不全患者さん
● 長所：
①小・中分子の溶質除去が十分に行える。
②迅速に体液過剰や電解質異常，代謝性アシドーシスを是正できる。
③バスキュラーアクセス（内シャント）の自己管理（特別な手技）の必要はない。但し，出血や腫脹，熱感，シャント音の確認は行う。
● 短所：
①急激な体液除去による血圧の変動がある。
②急激な溶質交換による不均衡症候群が生じることがある。
③透析中の失血による貧血の危険性がある。
④血液を介した感染症の危険性がある。
⑤飲水量や食事のカリウム制限が厳格である。
⑥医師，看護師・臨床工学技士によるバスキュラーアクセス（内シャント）の定期的管理が必要である。

腹膜透析 (Peritoneal dialysis)

● 原理（図6-2）：腹腔内に滅菌した透析液を注入し，半透膜である腹膜を通して老廃物を除去する血液浄化療法である。透析液に含まれる浸透圧物質（ブドウ糖，多糖体）による体液除去と透析液－血液間の溶質濃度差による拡散を利用して，体液量の調整，尿毒症物質の除去，電解質の補正，代謝性アシドーシスの是正を行う。維持療法では，通常1,500～2,000mLの透析液を1日に4回腹腔内に貯蓄するCAPD（Continuous ambulatory peritoneal dialysis：持続携行式腹膜透析）と夜間睡眠中に自動的に透析交換を数回行うAPD（Automated peritoneal dialysis：

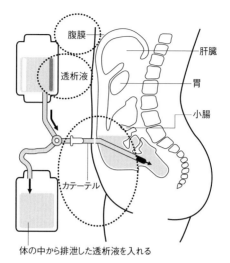

腹膜

透析液

肝臓

胃

小腸

カテーテル

体の中から排泄した透析液を入れる

■図6-2　腹膜透析の原理

自動腹膜透析）がある。

● 適応:

①小児，児童

②積極的な社会参加を希望する患者さん

③バスキュラーアクセス（内シャント）の作製が困難な患者
　さん

④血液透析困難症のある患者さん

● 長所:

①残存腎機能が比較的長く保たれる。

②血圧変動などの全身状態の変化が少ない。

③在宅療法で通院回数が少ない。

④血液を介した感染症の危険が少ない。

⑤子どもの場合，成長障害が少ない。

⑥食事療法で，カリウムの制限が緩やかである。

● 短所：
①腹膜炎などの PD カテーテル関連感染症の危険性がある。
②7〜8年をめどに腹膜透析を中止すべきである。
③腹腔内圧が上昇し，腰痛やヘルニアを生じることがある。
④血糖コントロールが悪くなる。
⑤入浴時の手当が煩らしい。

◆CKD5D（透析療法）でのおもな症状とその治療
＜貧血（Anemia）＞

● 自覚症状：組織への酸素供給量の低下に伴う症状が現れる。
・循環系：労作時動悸，息切れ，間欠性跛行，一過性脳虚血発作，心不全など
・中枢神経系：めまい，耳鳴り，頭痛など
・皮膚：耐寒性の低下（さむけ）など
・生殖系：無月経，月経過多，インポテンツなど
・消化器系：食思不振，消化不良，悪心，便秘など
● 他覚的所見：顔色・爪床・手掌・眼瞼結膜・口腔粘膜の色調の低下。急激な貧血進行の場合では，血圧低下，頻脈，過呼吸などが現れる。
● 治療：貧血に対する一般的な補助療法
至適透析：尿毒症物質は内因性のエリスロポエチン産生を抑制し，その作用を阻害するとともに赤血球脆弱性を増大し，赤血球寿命を短縮すると考えられている。
血液喪失の防止：ダイアライザー内の凝血を最小限にするため，血液透析中の抗凝固法には十分に注意する。
ビタミン補給：透析患者さんでは，水溶性ビタミンの補給を行わないと不足することがある。

＜浮腫（Edema）＞

● 自覚症状：むくみ，呼吸困難，頸静脈怒張，肝腫大，腹部膨満（腹水）

● 他覚的所見（**図6-3**）：血圧上昇，頻脈，呼吸数増加，肺胞音徴聴取，心雑音，心拡大（胸部X線）

● 治療

水分過剰の全身性浮腫：

①呼吸困難を伴う場合は酸素投与を行う。

②すでに設定されている透析時基本体重（ドライウエイト）まで除水する。

③むくみが改善されない場合は，血圧が下がり過ぎない目標体重に設定を変更する。

④体重増加が基本体重の5％を超えることが多い時は，塩分制限，食事指導，生活指導を行う。

⑤糖尿病の場合には，血糖調節を良好にする。

局所的浮腫：

①バスキュラーアクセス（内シャント）の存在で静脈圧が上昇して"むくみ"が生じている時は，静脈高血圧が進行して浮腫が強くなる。うっ血や潰瘍形成を伴う時（Sore thumb syndrome）は，血行再建術を行う。

②"むくみ"の存在する部位への返血は避ける。

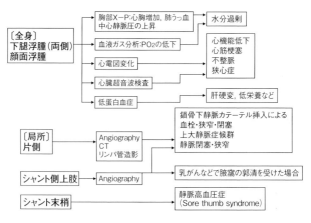

■図6-3　浮腫の診断・検査の進め方

③腫瘍などによる静脈やリンパ管の圧迫が原因で灌流障害を来した場合は，その除去に努める。

膠質浸透圧低下（低アルブミン血症）：

①20％〜25％アルブミン 50〜100mL を透析開始時のプライミングに用いたり，透析中に持続投与する。

②高浸透圧輸液の併用による血液透析を行う。

③肝硬変非代償期の難治性腹水に対して，腹水ポンプの使用を考慮することもある。

＜高リン血症 (Hyperphosphatemia)＞

● 自覚症状：食欲不振，不整脈，結膜炎，精神障害，筋力低下，丘疹様発疹など

● 他覚的所見：
  ・心電図変化：QT 間隔延長，ST 部分延長など
  ・X 線所見：慢性高リン(P)血症では骨形成異常により引き起こされる骨格の変化

● 治療

①一般に P は血液透析中に 800mg，2.5g/週が除去される。

②透析時間の延長は意味のあることであるが，効果は限られている。

③リン吸着薬（前出，60 頁参照）の投与が基本となる。

④リン吸着薬を服用してもなお，摂取した P の 50％以上が腸管から吸収されてしまうため，P（たんぱく質）の摂取制限が重要である。

＜高カリウム血症 (Hyperkalemia)＞

● 自覚症状：動悸（徐脈，不整脈），筋力低下，しびれ，呼吸困難など

● 家族歴：周期性四肢麻痺，偽性低アルドステロン血症，糖尿病，副腎性器症候群，低アルドステロン血症など

● 既往歴・現病歴：腎・尿路疾患，糖尿病性腎臓病（DKD），副腎疾患，外傷，過剰な運動，脱水，代謝性アシドーシス，

低アルドステロン血症など
- 服薬歴：ACE阻害薬，ARB，NSAIDs，ヘパリン，ST合剤，ペンタミジン，シクロスポリン，フサン，サクシニルコリン，β遮断薬，K保持性利尿薬など
- 診察
    バイタル：血圧，脈拍，体温，呼吸状態など
    体格：痩せ，外傷，脱力感，中心性肥満，満月様顔貌など
    皮膚：粘膜，色素沈着，皮膚ツルゴール低下など
    神経・筋：筋トーヌス・筋力低下，腱反射低下など
    頸部：甲状腺腫大，血圧・脈異常など
    腹部：麻痺性イレウス所見，腹部血管雑音など

    検査所見
    血液検査：電解質，肝・腎機能，血液ガス，レニン，アルドステロン，薬物検査，Mg，CK，副腎酵素代謝産物
    尿検査：尿中K・Cl，尿比重，尿中副腎酵素代謝産物
    心電図，神経筋検査
    画像診断（甲状腺，副腎，腎，心）
- 治療
    緊急性がない場合：
    ①高K血症治療薬の内服
    ②炭酸水素ナトリウム（重曹）の内服
    ③ループ利尿薬（フロセミド）の内服
    緊急の場合：
    ①グルコン酸カルシウム水和物10mLを2〜3分かけて静注する（5分おきに繰り返し可）
    ②速効性ヒトインスリン10U＋7％炭酸水素ナトリウム20mL＋50％グルコース100mL（5〜10分），その後速効性ヒトインスリン20U＋7％炭酸水素ナトリウム40mL＋50％グルコース1,000mL点滴静注
    ③ポリスチレンスルホン酸カルシウム30g＋微温湯100mL注腸（4時間おきに繰り返し可）
    ＊ソルビトール懸濁液での注腸は，結腸壊死を起こすので

禁忌である。

④フロセミド 40mL 静注（30分おきに繰り返し可）

⑤β遮断薬吸入

⑥血液透析

＜アシドーシス (Acidosis) ＞

腎機能が低下すると腎臓からの酸排泄量が低下するため，血清重炭酸イオン（HCO_3^-）は減少し，代謝性アシドーシスを呈する。さらに腎機能が低下すると，硫酸やリン酸など内因性の無機酸塩を排泄できなくなるためアシドーシスは悪化する。その場合は，腎臓専門医が診察することが望ましい。

Anion gap（アニオンギャップ：AG）＝ Na^+ －（Cl^- ＋ HCO_3^-）
正常範囲 10〜14mEq/L

Anion gap の増加は，代謝性アシドーシスの存在 (Unmeasured anion の増加による) を意味する。

● 自覚症状や他覚的症状など

代謝性アシドーシスは，動脈血で pH 7.35未満，重炭酸イオン濃度22mEq/L（22mmol/L）未満で特徴づけられる。重炭酸イオン濃度の測定は静脈採血でも可能である。腎機能低下が進む（CKDステージ3〜5）と，高Cl性代謝性アシドーシスが見られる。アシドーシスの存在は，Na－Cl－13＝20未満の場合に疑う。

● 治療

重炭酸イオン濃度20mEq/L以下で炭酸水素ナトリウム(重曹)による治療を開始する。血液ガス測定が困難な場合，静脈血清Cl値が110mEq/L以上は代謝性アシドーシスがあると考えられる。114mEq/L以上は治療を開始するほうがよいとされている。また，腎臓専門医に相談することが勧められる。

＜透析に伴うかゆみ (Dialysis related itching) ＞

瘙痒症は尿毒症の末梢神経障害の一つで，透析不足が原因となることがあり，十分な透析を行うことが基本である（表6-1）。

● 表6-1　透析患者における瘙痒症の対策

1. 原因の除去
二次性副甲状腺機能亢進症対策，電解質異常対策
副甲状腺摘除術
活性型ビタミンD
オキサロール
リンのコントロール
透析の工夫
透析量の増加（透析時間，血流量，膜面積など）・変化
透析膜の変更（ハイパフォーマンス膜）
EOG滅菌製品を避ける（透析膜，透析回路，穿刺針）
血液透析方法の変更（血液透析濾過，血液濾過，CAPD）
洗浄液量増加
ヘパリンなど透析中用いる薬品の変更
低カルシウム透析液（高カルシウム血症対策）
透析液温の低下
2. スキンケア
皮膚の清潔につとめ，乾燥，刺激，熱を避ける
3. 外用薬
保湿剤（白色ワセリン，親水軟膏，尿素，ヒルドイド，ヨモギローションなど）
外用抗ヒスタミン薬
外用非ステロイド性抗炎症薬
ステロイド外用薬（高度のかゆみ・湿疹を伴う場合）
4. 内服薬
抗ヒスタミン・抗アレルギー剤
活性炭
コレスチラミン
ラクツロース（16g/日）
マイナートランキライザー・睡眠薬
セロトニン拮抗薬（オンダンセトロン）
内因性オピオイド拮抗薬（ナロキソンなど）
5. 注射剤
強力ミノファーゲンC（1〜2A），ノイロトロピン
アデラビン9号
リドカイン（100〜200mg）
6. その他
紫外線照射

瘙痒に関連する中分子量以上の尿毒症物質の存在が想定され
ており，効果的な除去にはハイパフォーマンス膜による血液

透析や血液透析濾過あるは血液濾過，CAPD が有効である。

　高度の二次性副甲状腺機能亢進症は瘙痒症の原因となり，外科的な副甲状腺摘除術あるいは副甲状腺インターベンションの適応がある。

　高 Ca 血症，高 P 血症，Ca×P 積の増加は，瘙痒症のリスクファクターとなるので，ビタミン D 治療時は注意が必要である。

● 治療
・皮膚乾燥の対策は，スキンケアが基本である。乾皮症がなくとも，乳液などの塗布による皮膚乾燥の防止を行う。また，暑さや湿気も瘙痒症の増悪因子であるため，室内を冷やすようにし，熱い風呂や直接皮膚が熱に曝露することを避ける。
・中程度までの瘙痒症には，外用抗ヒスタミン薬が一般的である。
・軽度の湿疹，皮膚炎など炎症を伴っている場合は，非ステロイド性抗炎症外用薬が用いられるが鎮痒作用は弱い。
・ステロイド外用薬は，保温剤や外用抗ヒスタミン薬が無効な中等度以上の瘙痒症に使用する。強さにより 5 つのランク（strongest，very strong，strong，mild，weak）があり重症度に合わせ使い分ける。不慣れな場合は皮膚科専門医に依頼することが必要である。
・内服薬は H_1 受容体拮薬である抗ヒスタミン薬や抗アレルギー薬が第一選択である。第一世代は優れた止痒作用があるが，眠気など中枢神経抑制作用や気道分泌抑制，眼圧上昇などの抗コリン作用の副作用がしばしば認められる。第二世代は中枢神経抑制作用や抗コリン作用は少なく，1 日 1 回投与ですむものが多いのが特徴であるが，第一世代と比して，若干効果は劣る。
・選択的オピオイド κ 受容体作動薬は，内因性オピオイド β-エンドルフィンによる μ 受容体の活性化を κ 受容体が拮抗し，瘙痒を抑制する。
・注射薬は，頑固な瘙痒に対して患者さんの希望に応じて補助的に使用する。抗アレルギー作用を有する強力ネオミノファーゲン C，ノイロトロピンが一般的である。

＜不眠 (Insomnia) ＞

　不眠の原因には，①睡眠時無呼吸症候群，②Restless legs症候群，③イライラ感やかゆみ，痛み，④うつ状態，⑤認知症やせん妄などの精神疾患，⑥緊張や不安などがある。Restless legs症候群やイライラ感の原因として尿毒症物質の蓄積が考えられており，online-HDFやpush/pull（P/P）HDFで，不眠症が改善されたとの報告がある。

● 治療

　非薬物療法：体内時計を毎日正しくセットすることが原則である。起きたら太陽の光を浴びることが大切である。

　薬物療法：就眠時の下肢の"むずむず"とほてった感覚は，通常の睡眠薬よりもむしろ不随意運動治療薬クロナゼパムが有効である。単なる不安や緊張による不眠には，トリアゾラム，ブロチゾラム，ゾピクロン，エチゾラム，リルマザホン，ロルメタゼパムなどの作用時間の短いベンゾジアゼピン系の睡眠薬を用いる。不安抑うつによる不眠は，抗うつ薬のみで改善することが多いが，不眠の程度や不眠に対する患者さんの訴えが強い場合には，睡眠薬を併用する。

＜うつ状態 (Dpressive state) ＞

　透析患者さんのうつ病罹患率は，非透析患者さんに比べ高いが，大うつ病と小うつ病のいずれの診断基準を用いるかによって，その罹患率は10〜100％と様々である。

　大うつ病とは，①抑うつ気分，②興味・喜びの低下の両方またはいずれかを含む，③摂食障害（食欲の異常による体重の極端な変化），④睡眠障害（不眠，過眠），⑤精神運動障害（焦燥または制止），⑥易疲労，⑦罪責感，⑧思考力・集中力の低下，⑨希死念慮のうち5項目以上が2週間以上継続している状態をいう。

　小うつ病とは，少なくとも2週間，抑うつ症状は継続しているが，③〜⑨の大うつ病性障害が5項目未満の状態をいう。

　透析患者さんにみられる抑うつ症状（状態）には，①身体

的うつ状態, ②反応性うつ状態, ③内因性うつ病の初発ないし再発がある。身体的うつ状態とは, 尿毒症や薬剤が原因となっているものもあり, 透析の効率を上げて十分に尿毒素を取り除くことで状態の改善が得られる場合がある。反応性うつ状態とは, 透析を始めてしばらくしてから起こる。透析治療に慣れて透析の辛さに気づいて起こる状態で, 回復には時間を要する場合が多い。その時の体調や仕事・人間関係でのトラブルなど, 疾患や透析効率以外のストレスで状態が変化する。
＊内因性うつ病の初発ないし再発は, 透析導入前に「うつ病を経験したことがある」患者さんが, 透析導入による生活の変化が引き金となって生じる。
＊早期発見・早期治療が重要である：「気分が重い, 不安である, 何もしたくない, 物事を悪い方へ悪い方へと考えてしまう, 死にたい」などの訴えや, 「食欲がない, 体がだるい」などの身体的愁訴, 「表情が暗い, 落ち着きがない, 反応が遅い, 涙もろい」などの他覚症状を伴う場合は, 不安抑うつによる不眠を考える。強い抑うつ気分, 食欲不振, 表情が乏しい・険しい, 大きなため息, 意欲減退, 強い透析拒否も注意すべき徴候である。

● 治療

これらの徴候から「うつ状態」が懸念される場合は, 早急にメンタル専門医の受診を促す。患者さんに対しては, できるだけ患者さんの話を傾聴し見守ることを心がける。家族に対しても同様に家族の労をねぎらい, 良い点を見つけて励ますなどに心がける。

＜発熱 (Attack of fever) ＞

● 熱型による分類

弛張熱：日内変動が1℃以上であり, 37℃以下に下がらない発熱（多くの感染症）

稽留熱：日内変動1℃以内の高熱（38℃以上）が持続する発熱（チフス, 結核, 悪性腫瘍, 薬物など）

間欠熱：日内変動1℃以内，37℃以下になる時期を有する（悪
性リンパ腫，敗血症など）

波状熱：有熱期と無熱期が不規則に繰り返す（マラリア，
ホジキン病など）

● 治療

1）原疾患の治療

原疾患を診断し治療する。

2）熱に対する身体冷却

極端に高い発熱は，患者さんに対する心理的影響はもちろん，
脱水を招きやすく，中枢，呼吸，循環，代謝など生理機能にとっ
て有害なので，速やかに体温を下げる必要がある。一般に氷枕
や氷嚢，送風などを行う。冷水あるいは氷水で希釈したアルコー
ルに浸したタオルやブランケットで全身を覆えば効果が高い。

急激な体温下降によるデメリットとしては，特に循環系への
悪影響（不整脈，心室細動）があり，万一の場合は直ちに
対応できるようにする。

3）解熱薬の使用

原則として38℃未満で熱による苦痛が強くなければ解熱薬
は投与せず，身体冷却で対応する。38℃以上では体内の酵素
活性が低下してくるため，解熱が必要となる。高熱で物理的
方法に加えて解熱薬を使用したい場合は，経口的あるいは経
直腸的に投与する。

CKD患者さんの場合，NSAIDs投与により腎障害の進行を
招くため，主にアセトアミノフェンを使用する。

＜四肢のしびれ（Pin-needles sensation・Numbness），つり（Foot cramps）＞

● 症状と原因

しびれは末梢神経，神経根，脊髄，脳に存在するいずれか
の神経障害により起こる。神経障害は基礎疾患によるものが
ほとんどであり，症状の時間的経過・部位，随伴症状など（表
6-2）で基礎疾患を推定する。CKD患者さんでは特に糖尿病な

● 表6-2 しびれと基礎疾患

時間的経過
①突発型：脳血管障害，急性動脈閉塞など
②急性発症型：炎症，感染症など
③緩徐進行型：多発神経炎，腫瘍，変形性脊椎症など
④寛解～再発型：変形性脊椎症，多発性硬化症など

部 位
①片側性：脳血管障害
②手袋靴下型：多発神経炎など
③特定の神経節に限局：炎症，絞扼性障害，末梢循環障害など
④対称性・特定レベル以下に限局：脊髄障害（脊髄血管障害，ヘルニア，多発性硬化症）など

随伴症状
脈拍の減弱，皮膚色調変化，冷感：急性動脈閉塞
徐々に脱力を伴う：ギランバレー症候群
症状部位が一定でない：心理的・精神的要因
長期透析，拇指球筋萎縮：手根管症候群，肘部管症候群
宙づり型の温痛覚障害：脊髄空洞症

どの血管障害などの合併が多く，基礎疾患として重要である。
CKD5D期においては尿毒症や手根幹症候群などが原因となる
場合が多い。しびれは重篤な疾患の初発症状である場合も多く，
特にこれまでなかったしびれが突然現れたり，出現した後徐々
にしびれが進行していく場合には注意を要する。

　つり（こむら返り）は，筋肉の有痛性攣縮（不随意的な持
続的強直性収縮）である。視診にて筋肉の膨隆，触診にて硬
く収縮を認めることが多い。つりの原因としては，脱水や疲労，
過度の緊張などがあり，また，基礎疾患として循環障害や血
液透析，肝硬変，電解質異常などと関わりがあることも多い。

● 治療
・末梢神経障害（尿毒症などの代謝性障害）：
　　メコバラミン（250 μg，500 μg）3錠　分3　毎食後
・末梢循環障害（糖尿病，閉塞性動脈硬化症など）：
　1）リマプロスト アルファデクス（5 μg）6錠　分3　毎食後

　2）アスピリン（100mg）1錠　分1　朝食後
・手根管症候群：
　1）症状防止マッサージ
　2）メコバラミン（250 μg, 500 μg）3錠　分3　毎食後
　3）湿布薬
　4）手根管解放術
・神経根の障害（変形性脊椎症など）：
　1）メコバラミン（500 μg）3錠　分3　毎食後
　2）ワクシニアウイルス接種家兎炎症皮膚抽出液（4単位）4錠
　　　分2　朝・夕食後
・脳血管障害（視床，橋，延髄の障害など）：
　　カルバマゼピン（200mg）1〜3錠　分1〜3　食後
・心理的・精神的要因：
　　ジアゼパム（2mg）3錠　分3　朝・昼・就眠時
　　※重大な器質的疾患がないことを十分に説明することが
　　大切である。
つり（こむら返り）：
　1）緊急処置：筋肉を受動的に徐々に延ばす。
　2）エペリゾン塩酸塩（50mg）3錠　分3　毎食後
　3）チザニジン塩酸塩（1mg）3〜6錠　分3　毎食後
　4）芍薬甘草湯（成人）1日7.5g　分2〜3　食前もしくは食間

＜味覚異常 (Disorder of taste) ＞

● 特徴
　味覚は，化学物質に反応する感覚である。味覚異常は，50歳代・60歳代の高齢者が多く，男女比は2：3で女性にやや多い。
● 原因：いくつかの原因があげられる。
　・末梢神経あるいは中枢の味覚伝導路に対する障害
　・他の疾患（CKD5Dや糖尿病，腎障害，肝障害など）により二次的に生じる障害
　・亜鉛欠乏（血清亜鉛値60 μg/dL 未満）
　・服用薬剤（例えば，抗癌剤，抗甲状腺薬など）

● 診断

①問診：既往歴，全身疾患，感冒疾患の有無，薬剤の服用状況を問診する。

②味覚機能検査のスクリーニング検査：電気味覚検査

③血液検査：血清亜鉛・鉄・銅濃度の測定

● 治療

薬剤が原因の場合には，原因薬剤の中止・変更・減量を行う。全身疾患による味覚障害の場合には，原疾患の治療を行う。特発性および亜鉛欠乏性味覚障害の場合は，亜鉛内服療法（酢酸亜鉛水和物）と亜鉛が豊富に含まれる食品（牡蠣，アワビ，カニ，チーズ，豚レバー，納豆など）を多く摂取するように指導する。

＜めまい，耳鳴り＞

めまい（Vetigo・Dizziness）

● 特徴

めまいには2種類ある。一つは狭義のめまい（回転性めまい）で，患者さん自身やその周囲が回転したり，動いたりする感覚である。広義のめまい（非回転性めまい）は，非回転性の動揺感であり，立ちくらみや血圧の動揺などにより生じる（表6-3）。

● 診断

①問診：回転性の有無，発症の様子，持続性か反復性か，随伴症状の有無について問診する。

②理学所見：眼振，歩行，ロンベルグ徴候*，閉眼足踏み歩行，平衡機能検査を行う。

③頭部CT検査や頸椎4方向X線撮影を行う。

---

*ロンベルグ徴候：手を身体の側面に添え開眼して足をそろえて立ち，閉眼によって倒れる現象をいう。

● 治療

・急性期の場合には安静，鎮暈薬や鎮静薬を投与する。

●表6-3　めまいの原因となるおもな疾患

①回転性めまい

・末梢前庭障害	メニエル病, 突発性難聴, 前庭神経炎, 良性発作性頭位めまい症
・中枢前庭障害	脳幹・小脳梗塞, 脳幹・小脳出血, 脳幹・小脳炎, 多発性硬化症

②非回転性めまい

・中枢神経疾患	中枢神経疾患, 脳炎, 髄膜炎など
・末梢神経疾患	糖尿病性ニューロパチーなど
・循環系疾患	高血圧, 起立性低血圧など
・心因性	過換気症候群など
・視性めまい	外眼筋麻痺など

③失　神
・血管迷走神経失神
・起立性低血圧
・頸動脈洞失神

・間欠期の場合には, 薬物 (抗めまい薬：ジフェニドール, dl-塩酸イソプレナリン, ベタヒスチン, アデノシン三リン酸二ナトリウムなど), 脳循環, 代謝改善薬などの対症療法を行う。

耳鳴り (Buzzing)

● 特徴

　体の内部に音源があり, また聴診器などで周囲の人もその音を確認できる状態の他覚的耳鳴りと, 内部・外部ともに関連した音源がないにもかかわらず, 本人のみが聞こえる状態の自覚的耳鳴りがある。

　蝸牛神経伝達路の異物など, 耳鼻科領域の疾患によるものが多い。

　片側性で拍動性, めまいを伴っている場合には, 器質的な基礎疾患が存在する可能性が高いため精査する。

- 診断
    ①問診：既往歴，薬物服用の有無，循環器疾患の有無について問診する。
    ②聴力検査
    ③頭部Ｘ線
    ④頭部ＣＴ検査
- 治療
  内服薬（循環改善薬，抗不安薬，筋弛緩薬など）投与，器質的疾患が原因の場合には，原疾患の治療を行う。

＜頭痛 (Headache) ＞
- 定義
  同じタイプの頭痛を何度も経験したことのある慢性再発性頭痛か，これまでに経験したことのない急性あるいは亜急性頭痛かの判断が大切である。急性頭痛の場合は，器質的疾患が基礎にあるので，種々の検査を慎重にかつ迅速に進めなければならない。
- 分類
  ・突然発症する(これまでに経験したことのないような激痛)：くも膜下出血
  ・発熱とともに数日の経過をとる：ウイルス性髄膜炎，化膿性髄膜炎
  ・上気道炎に引き続き1週間で増悪する：結核性髄膜炎，真菌性髄炎性など
  ・いつとはなしに始まり，2～4週で徐々に悪化する：脳腫瘍，慢性硬膜下血腫（何となく日常の生活態度がおかしい，物忘れや不穏な行動）など
＊CKD5Dでは，透析自体による頭痛（血管の拡張，筋収縮などによる）や様々な合併症による頭痛がみられる。
- 治療
  NSAIDs（イブプロフェン，アスピリン，アセトアミノフェンなど）によるプロスタグランジン産生が効果を示す。

＜胸痛 (Chest pain) ＞
● 特徴

日常生活でよく遭遇し，緊急治療を要する心血管系の疾患が多いため，最も重要な症候の一つである。

● 原因

組織の壊死や虚血，炎症による。CKDでは虚血性心疾患の合併が多い。器質的障害のない精神的な要因もみられる。

● 診断

問診：胸痛の症状・部位・持続時間や誘因，随伴症状の有無について問診する。

①循環器由来：心電図，胸部X線，胸部CT，血液検査（CK，ALT，LDH，トロポニンTなど）を行う。

②呼吸器由来：胸部X線，換気血流シンチ，血液検査（WBC，CRP，凝固系など）を行う。

③消化器由来：消化器内視鏡，血液検査（Hb，Htなど）を行う。

● 治療

原疾患に対し，内服薬投与を行う。循環器専門医とも相談し狭心症ないし心筋梗塞などの治療を行う。必要に応じて外科的手術を行う。

＜腹痛 (Abdominal pain) ＞
● 分類と治療

内臓痛：間欠的で周期性であることが多く，中空性臓器の痙攣，蠕動亢進など内臓自体に基づく疼痛である。自律神経を介して感じるため，悪心，嘔吐，冷汗など自律神経症状を伴うこともある。また，局在性に乏しいことが多く，鈍痛から時に刺し込むような疝痛発作となる。体位変換により疼痛が軽快する。鎮痙薬である抗コリン薬を第一に用いるが，効果が不十分な時には非麻薬性鎮痛薬を用いる。

体性痛：持続性で突き刺すような鋭い痛みで，限局性であることが多い。腹膜，腸間膜，横隔膜へ炎症あるいは機械的

刺激が及ぶことにより，知覚神経を介して起こる。体動により増悪し，患者さんは動かない場合が多い。NSAIDs や非麻薬性鎮痛薬，麻薬性鎮痛薬を程度に応じて使用する。

　関連痛：内臓痛が体表に投影された疼痛で，内臓からの求心線維と皮膚からの求心線維が同じ後根から入り脊髄視床路に達する際に，両者が重複して短路を生ずるために発生する。内臓痛に準じた薬剤を選択する。

＜排便異常 (Bowel movement disturbance) ＞
便秘 (Constipation)
　透析患者さんはカリウム制限があるため，食物繊維不足になりやすく，また水分制限や透析による徐水，リン吸着薬の使用，自立神経障害などのため便秘になりやすい。また，糖尿病性神経障害を合併すると便秘が増悪しやすい。頑固な便秘は，腸管の嵌頓や穿孔を起こす可能性がある。腹膜透析患者さんの場合は，腸管運動が低下すると腹膜透析カテーテルからの排液が障害されることがある。

　● 治療
規則正しい食生活，適度な運動
治療用食物繊維製品による補充：10g/ 日程度
使用薬剤は浸潤性下剤，大腸刺激性下剤，坐薬，乳酸菌製剤など。
＊酸化マグネシウムなどの塩類下剤は，高 Mg 血症になるため使用しない。

下痢 (Diarrhea)
　急性の下痢は嵌頓や腹膜透析による腹膜炎，イレウスのサインになりうる。慢性の下痢は，糖尿病性自律神経障害に伴ってみられることがある。
①急性・持続性・発熱を伴う下痢：血液検査，便培養，血液培養などで精査する。
　● 治療：腸管運動抑制を目的に収斂剤 (タンニン酸アルブミン，

ビスマス製剤）などを投与する。補液，抗菌薬投与，マーゲンチューブ・イレウス管挿入，外科的手術。

②血性下痢：腸管の梗塞が疑われる。血圧低下や敗血症を伴う。

● 治療：補液，抗菌薬投与。

＜感染症 (Infection) ＞

肺炎（Pneumonia）

透析患者さんをはじめ，腎不全では重症化しやすい。

①市中肺炎

定型肺炎：βラクタム系抗菌薬が有効である。

　起炎菌：肺炎球菌，インフルエンザ菌などのグラム陽性菌。

非定型肺炎：βラクタム系抗菌薬が無効である。

　起炎菌：マイコプラズマ，レジオネラなどのグラム陰性菌。

重症度分類：A－DROPシステム（Age：年齢，Dehydration：脱水，Respiration：呼吸状態，Orientation：意識障害，Pulse：循環動態）で軽症，中等症，重症，超重症に分類する。

● 治療：早期開始（診断後4時間以内），早期終了が基本である。

耐性菌増加を防ぐため，ペニシリン系抗菌薬を高用量で用いる（用量注意）。治療開始後，3日目・7日目を目安にWBC，CRP，赤沈，胸部X線でチェックする。

予防：インフルエンザワクチンや肺炎球菌ワクチンなどの接種を行う。

②院内肺炎

入院後48時間以上経過してから発症した肺炎は，重症化・難治化しやすい。

＜原因微生物＞

入院早期：肺炎球菌，インフルエンザ菌

入院5日以上：グラム陰性桿菌（緑膿菌，腸内細菌），
　　　　　　　　　　MRSAなど

● 治療：原因菌にヒットする抗菌薬を選択する。良質な検体

が得られない，またはグラム陰性の場合は，Empiric therapy（経験的治療）を行う。

肺結核（Lung tuberculosis）

細胞性免疫低下による内因性再燃によるものが多い。透析患者さんは，結核のハイリスクグループである。長期透析例で増加し，肺外結核の割合が多い。

診断：喀痰，胸水，腹水などを検体として用いる。

a.塗抹検査

b.培養検査：固形培地（小川培地），液体培地

c.核酸増幅法

d.同定検査

　・画像検査：胸部Ｘ線…非典型所見が多い。

　・ツベルクリン反応

　・新しい診断法：クオンティフェロン検査（GFT），T-スポット

● 治療：

薬剤感受性を正確に把握し，感受性のある薬剤を多剤併用し，治療を貫徹する。腎排泄性薬剤は，減量が必要である（表6-4）。

●表6-4　透析患者さんにおける抗結核薬の投与法

	腎機能正常者	透析患者
RFP	450mg/日	450mg/日
INH	300mg/日	200〜300mg/2〜3日
EB	750mg/日	250〜500mg/2〜3日
SM，KM	750〜1,000mg/日	300〜500mg/5〜7日

（1回投与量 / 投与間隔）
RFP：リファンピシン，INH：イソニアジド，EB：エタンブトール，
SM：ストレプトマイシン，KM：カナマイシン

追補：
新型コロナウイルス感染症と慢性腎臓病 (CKD)

　新型コロナウイルス感染症（COVID-19）は，世界的に拡散し現在パンデミック（世界的大流行）の状況にあります。慢性腎臓病（CKD）の患者さんは，COVID-19の重症化高リスク群とされています。最新の報告では，ニューヨークの COVID-19 患者さんの基礎疾患として5.0%がCKDを，3.5%が末期腎不全を合併していたとのことです。わが国でも透析患者さんのCOVID-19合併者数や死亡者数が報告されています。したがって，今日のCKD診療においては，常にCOVID-19の合併を念頭に置かなければなりません。厚生労働省や国立感染症研究所，日本内科学会，日本腎臓学会，日本透析医学会，日本透析医会などのwebサイトから最新の関連情報を確認できます。また，日本腎臓学会から発表されている「腎臓病診療における新型コロナウイルス感染症対応ガイド」が大変参考になると思います。

「腎臓病診療における新型コロナウイルス感染症対応ガイド」
◆内容目次
Ⅰ. COVID-19 について
Ⅱ. COVID-19 と AKI
Ⅲ. 保存期CKD患者における COVID-19 対応
Ⅳ. 透析患者における COVID-19 対応
Ⅴ. 腎移植患者における COVID-19 対応
Ⅵ. COVID-19 における RAS阻害薬の使い方

◆サイト URL：
日本腎臓学会『腎臓病診療における新型コロナウイルス感染症対応ガイド』
https://www.jsn.or.jp/topics/notice/_3718.php
https://cdn.jsn.or.jp/data/JSN_COVID-19_taioguide.pdf

文 献

1) Mitch WE, Walser M, Buffington GA, Lemann J Jr. A simple method of estimating progression of chronic renal failure. Lancet 2(7999): 1326-1328, 1976

索引

memo

memo

<著者プロフィール>

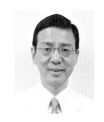

富野 康日己 とみの やすひこ
医療法人社団 松和会理事長 / 順天堂大学 名誉教授

1949年生まれ。1974年順天堂大学医学部卒業，1984年東海大学医学部内科講師，1988年順天堂大学医学部腎臓内科助教授，1994年〜2015年同教授。この間，2004年同大学医学部附属順天堂医院副院長，2006年同大学医学部長，2008年同大学大学院研究科長を歴任。2015年医療法人社団松和会常務理事。2019年同理事長，現在に至る。
また，厚生労働省進行性腎障害に関する調査研究班（平成14〜16年，主任研究者）や厚生労働科学研究費補助金（難治性疾患克服研究事業）進行性腎障害に関する調査研究班（平成17〜19年，主任研究者）など，多くの厚生労働班研究にも携わる。
多忙な診療・研究・教育活動のなか数多くの書籍も執筆，さらに一般向けの腎臓病や生活習慣病の啓発活動を行っている。
座右の銘は「研精不倦（けんせいうまず）」。

慢性腎臓病（CKD）をマネージする

2020 年 8 月 1 日　初版第 1 刷発行

著　者　富野 康日己

発行人　宮定久男

発行所　有限会社フジメディカル出版
　　　　大阪市北区同心 2-4-17 サンワビル 〒 530-0035
　　　　TEL 06-6351-0899 / FAX 06-6242-4480
　　　　https://www.fuji-medical.jp

印刷所　奥村印刷株式会社